Mahsa Afrand

# Princípios de cuidados médicos em unidades de neurologia e unidades neurológicas

**Mahsa Afrand**

# Princípios de cuidados médicos em unidades de neurologia e unidades neurológicas

## Doentes com base em pontos clínicos

**ScienciaScripts**

**Imprint**
Any brand names and product names mentioned in this book are subject to trademark, brand or patent protection and are trademarks or registered trademarks of their respective holders. The use of brand names, product names, common names, trade names, product descriptions etc. even without a particular marking in this work is in no way to be construed to mean that such names may be regarded as unrestricted in respect of trademark and brand protection legislation and could thus be used by anyone.

Cover image: www.ingimage.com

This book is a translation from the original published under ISBN 978-620-6-77289-7.

Publisher:
Sciencia Scripts
is a trademark of
Dodo Books Indian Ocean Ltd. and OmniScriptum S.R.L publishing group

120 High Road, East Finchley, London, N2 9ED, United Kingdom
Str. Armeneasca 28/1, office 1, Chisinau MD-2012, Republic of Moldova, Europe
Printed at: see last page
**ISBN: 978-620-7-80075-9**

# Princípios de cuidados médicos em unidades de neurologia e doentes neurológicos com base em pontos clínicos

**Por**

**Dr. Mahsa Afrand**

*Doutor em Fisioterapia, Irão*

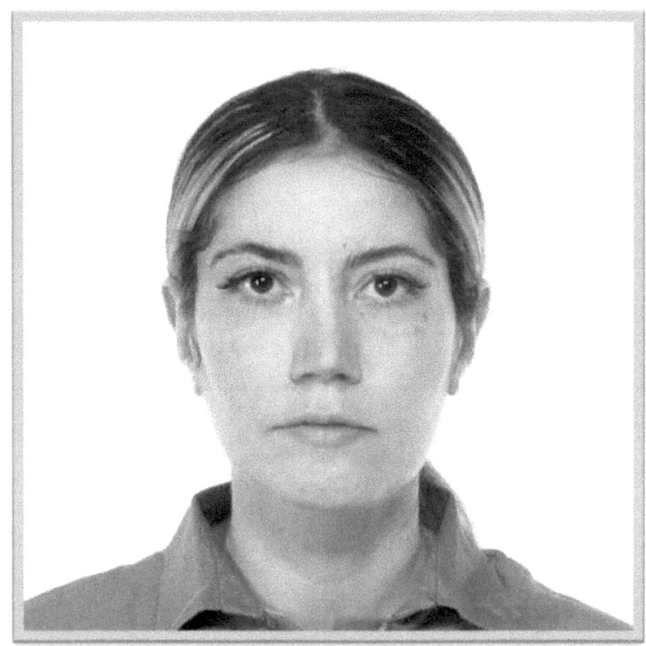

**Dr. Mahsa Afrand**

**Dedicado aos Anjos Misericordiosos que:**

*O senhor dos mundos, que começou a guiar os seus*

*servos com o ensinamento da pena.*

*Os meus pais, cuja presença é para mim uma coroa de*

*honra e cujo nome é a razão da minha existência,*

*porque estas duas existências, depois do Senhor,*

*foram a fonte da minha existência, pegaram na minha*

*mão e ensinaram-me a caminhar neste vale cheio de*

*altos e baixos.*

# Índice

# Capítulo 1: Introdução à Anatomia e à Função do Sistema Nervoso

**Introdução**

De um modo geral, o sistema nervoso periférico pode ser considerado a via de comunicação entre o sistema nervoso central (SNC), o ambiente interno e externo do corpo. Os nervos periféricos têm três categorias de fibras nervosas, que incluem as seguintes:

- Sensorial;
- Movimento;
- Misto.

No total, o sistema nervoso periférico pode ser considerado como 12 pares de nervos que saem do cérebro e 31 pares de nervos espinhais. Os nervos periféricos que transmitem informações e dados para o sistema nervoso central são chamados de nervos sensoriais ou aferentes, e os nervos periféricos que enviam comandos do cérebro e da medula espinhal para órgãos funcionais são chamados de nervos motores ou eferentes.

**O sistema nervoso periférico pode ser dividido em duas categorias**

- Sistema Nervoso Somático;
- Sistema nervoso autónomo.

**Sistema nervoso do corpo**

O sistema nervoso do corpo é frequentemente voluntário e inerva os músculos esqueléticos. Os neurónios que funcionam sob o nosso controlo e de forma voluntária são considerados parte do sistema nervoso do corpo. Por exemplo, os neurónios que participam nas respostas da coluna vertebral (Reflexo) pertencem a esta categoria. Em geral, o sistema nervoso do corpo inclui três partes principais:

> Nervos cranianos ou cerebrais;
> Nervos espinhais;
> Nervos periféricos.

Os nervos cranianos ou cerebrais incluem 12 pares de nervos que saem do cérebro, estes nervos existem em três tipos: nervos sensoriais, nervos motores e nervos mistos. Os nervos espinais incluem 31 pares de nervos que saem da medula espinal e vão para diferentes partes do corpo. Estes nervos são todos de tipo misto. Os nervos periféricos, como fios, estão espalhados por todo o corpo e estão localizados em todo o lado. Estes fios recolhem informações do ambiente que rodeia o corpo e do seu interior e enviam-nas para os centros de processamento. Também recebem as respostas transmitidas e executam o comando emitido.

**Nervos duodenais do cérebro**

**1- Nervo olfativo**

Função: Sentido do olfato

**2- Nervo ótico**

Função: Sentido da visão

**3- O nervo do olho**

Função: Contração da pupila, abertura do olho e movimentos extra-oculares

**4- Nervo espinal**

Função: Rotação para baixo e para dentro do olho

**5- Nervo trigémeo**

Função motora: Fecho da mandíbula e movimentos laterais da mandíbula

Função sensorial: Sentido facial

**6- Nervo apaixonado**

Função: Movimento dos olhos para dentro

**7- Nervo cor-de-rosa**

Função: Movimentos faciais, como a expressão facial e o fecho dos olhos e da boca

**8- Nervo do equilíbrio auditivo**

Função: Audição e equilíbrio

**9- Nervo lingual faríngeo**

Função motora: Movimento da faringe

Função sensorial: Sentido das partes do tímpano e do canal auditivo, sentido das partes da língua e da faringe

**10- Nervo isolado**

Função motora: Movimento do palato, faringe e laringe

Função sensorial: Sentido da faringe e da laringe

**11- Nervo acessório**

Função: Movimento do esterno, da clavícula e do músculo peitoral

**12-  Nervo sublingual**

Função: Movimento da língua.

**Medula espinal e sistema nervoso**

A medula espinal é constituída por duas partes, a substância cinzenta e a substância branca. Além disso, alguns neurónios em cada parte da medula espinal são responsáveis pela análise de muitas respostas da medula espinal. No corpo humano, existem muitos reflexos, como os reflexos do joelho, a tensão muscular, a retirada das mãos e dos pés, e é essencial uma resposta rápida a todos estes reflexos, o que é feito pelo sistema nervoso do corpo.

**Sistema nervoso autónomo**

O sistema nervoso autónomo é composto por duas partes, o sistema nervoso simpático e o sistema nervoso parassimpático. Como já foi referido, o sistema nervoso do corpo tem atividade voluntária, mas o sistema nervoso autónomo controla e regula as actividades involuntárias do corpo, incluindo o controlo da pressão arterial, os movimentos e secreções do aparelho digestivo, o esvaziamento da bexiga, a transpiração, a temperatura corporal, etc. Uma das características mais importantes do sistema nervoso autónomo é a sua velocidade e intensidade. Por exemplo, o sistema nervoso autónomo pode duplicar o ritmo cardíaco em três a cinco segundos. As principais actividades deste sistema encontram-se na medula espinal e no hipotálamo. De um modo geral, o sistema nervoso autónomo introduz informações sensoriais dos órgãos internos do corpo na espinal medula ou em partes do cérebro, como o hipotálamo, e depois transmite respostas reflexas involuntárias diretamente e dirigidas aos órgãos internos. Os comandos emitidos pelo cérebro e pela medula espinal são transmitidos aos órgãos internos do corpo pelo sistema nervoso simpático e pelo sistema nervoso parassimpático.

**Sistema nervoso simpático**

Este sistema torna-se mais ativo no estado de stress e pressão mental e prepara a pessoa para actividades emocionais. É claro que, em geral, o sistema nervoso simpático está sempre ativo e é responsável pela regulação do metabolismo do corpo. Os nervos simpáticos saem da medula espinal juntamente com os nervos espinais e desempenham uma função quase oposta à do sistema nervoso parassimpático. Este sistema aumenta a frequência cardíaca e regula o tamanho dos vasos sanguíneos em diferentes condições.

**Sistema nervoso parassimpático**

As fibras nervosas parassimpáticas saem de alguns nervos cranianos e também de alguns nervos espinhais. De um modo geral, o sistema nervoso parassimpático é responsável pela manutenção da homeostase do corpo e pelo regresso ao seu estado original. Este sistema abranda o ritmo cardíaco e facilita o fornecimento de oxigénio e nutrição aos órgãos do corpo através da dilatação dos vasos.

**Doenças dos nervos periféricos**

A neuropatia periférica é, de facto, uma perturbação nos nervos que têm origem no cérebro e na medula espinal. Os doentes com esta doença podem sentir comichão, dormência e sensações invulgares, fraqueza e dores ardentes. As neuropatias são causadas por danos nos nervos do corpo e causam problemas à pessoa afetada. Os sintomas da neuropatia são diferentes em pessoas diferentes, pelo que a lesão dos nervos pode ser variável. O tratamento deste tipo de doenças é necessário e a falta de tratamento leva à incapacidade da pessoa. Como já foi referido, os nervos que entram no cérebro e na medula espinal são chamados nervos sensoriais e os nervos que saem do cérebro e da medula espinal são chamados nervos motores.

Se cada um dos nervos sensoriais e motores for danificado isoladamente ou ambos em conjunto, podem perturbar os sentidos ou os movimentos do doente. A neuropatia pode ser causada por várias razões, sendo as mais importantes as doenças metabólicas, como a diabetes, o hipotiroidismo, as doenças reumáticas, as doenças vasculares e a anemia. Além disso, alguns vírus, como o vírus da herpes zoster, também podem causar neuropatia numa pessoa. Sintomas como dormência e formigueiro nas mãos e nos pés estão entre os problemas que podem ocorrer devido a uma perturbação nos nervos sensoriais e levar a uma diminuição da perceção do tato. Nestes casos, por vezes, a dormência das mãos e dos pés é tão grave que o doente não consegue reconhecer queimaduras e lesões superficiais no corpo.

**Anatomia do sistema nervoso**

**Tecido nervoso**

A maior parte do tecido nervoso é constituída por dois grupos de células: Neurónios e células gliais. Neurónios - Os neurónios (também conhecidos como células nervosas) comunicam dentro do corpo através da transmissão de sinais electroquímicos. Os neurónios são bastante diferentes das outras células do corpo devido aos longos apêndices que se estendem a partir do seu corpo celular central. O corpo celular é uma parte mais ou menos redonda do neurónio que contém o núcleo, as mitocôndrias e muitos organelos. Pequenas estruturas semelhantes a árvores, denominadas dendrites, estendem-se a partir do corpo celular dos neurónios para receber estímulos do ambiente, de outros neurónios ou de células receptoras sensoriais.

Os longos prolongamentos chamados axónios que se estendem do corpo celular transmitem sinais aos neurónios ou a outras células do corpo. Os neurónios dividem-se em três grupos principais: Neurónios aferentes, neurónios eferentes e interneurónios. Também conhecidos como neurónios sensoriais, os neurónios aferentes transmitem sinais sensoriais dos receptores do corpo para o sistema nervoso central.

Também conhecidos como neurónios motores, os neurónios eferentes enviam sinais recebidos do sistema nervoso central para os órgãos funcionais do corpo, como os músculos e as glândulas. neurónios intersticiais. Os interneurónios formam uma rede complexa no sistema nervoso central que integra a informação recebida dos neurónios aferentes e monitoriza as funções do corpo através dos neurónios eferentes. Neuroglia - A neuroglia (também conhecida como células gliais) actua como células de suporte do sistema nervoso. Cada neurónio do corpo está rodeado por 6 a 60 células da glia, que o protegem, nutrem e isolam. Como os neurónios são células altamente especializadas e quase nunca se reproduzem, as células gliais são fundamentais para proteger os neurónios e, assim, manter a função do sistema nervoso.

## O cérebro

O cérebro é um órgão mole e enrugado que pesa cerca de 1 kg e está localizado dentro da cavidade craniana, onde está rodeado e protegido pelos ossos do crânio. Cerca de 100 mil milhões de neurónios do cérebro formam o principal centro de controlo do corpo. Em conjunto, o cérebro e a espinal medula constituem o sistema nervoso central (SNC), onde a informação é processada e as respostas são originadas. O cérebro é a sede das funções mentais superiores, como a consciência, a memória, o planeamento e as funções voluntárias, bem como a sede do controlo das funções corporais inferiores, como a manutenção da respiração, do ritmo cardíaco, da pressão arterial e da digestão.

## Medula espinal

A medula espinal é uma massa longa e fina de neurónios agrupados que transporta informação através da cavidade vertebral da coluna vertebral, e a sua extremidade superior começa na medula do cérebro e continua para baixo (a região lombar da coluna vertebral). Na região lombar, a medula espinal separa-se num feixe de neurónios individuais chamado cauda equina (devido à sua semelhança com a cauda de um cavalo) e estende-se para baixo (em direção ao sacro e ao cóccix). A substância branca da medula espinal actua como o principal canal de sinais nervosos do cérebro para o corpo. A substância cinzenta da medula espinal é onde se formam os reflexos espinais em resposta a estímulos.

**Nervos**

Os nervos são feixes de axónios no sistema nervoso periférico que transportam sinais como auto-estradas de informação entre o cérebro, a medula espinal e outras partes do corpo. Cada axónio é envolvido por um tecido conjuntivo chamado endoneuro. Os axónios de cada nervo estão agrupados em grupos chamados fascículos e envolvidos por um tecido conjuntivo chamado perineuro. Finalmente, muitos fascículos são envolvidos por outra camada de tecido conjuntivo chamada epineuro e formam um nervo. O envolvimento dos axónios no tecido conjuntivo ajuda a proteger os axónios e a aumentar a velocidade de transmissão da informação dentro deles.

- ➢ **Nervos sensoriais:** Motores e mistos. Alguns nervos do corpo são especializados em transportar informação apenas numa direção (como uma rua de sentido único). Os nervos que transmitem informações dos receptores sensoriais para o sistema nervoso central são chamados de nervos aferentes. Outro grupo de neurónios, conhecidos como neurónios eferentes, transportam sinais do sistema nervoso central para órgãos-alvo como os músculos e as glândulas. Finalmente, um grupo de nervos é designado por nervos mistos, que contêm axónios aferentes e eferentes. Os nervos mistos funcionam como uma via de dois sentidos em que os axónios aferentes actuam como linhas para o SNC e os axónios eferentes actuam como linhas para fora do SNC.
- ➢ **Nervos cerebrais:** 12 pares de nervos cranianos partem da parte

inferior do cérebro. Cada par de nervos cranianos é identificado por um dos números romanos de 1 a 12. Cada nervo tem também um nome descritivo (por exemplo, olfativo, visual, etc.) que descreve a sua função ou localização. Os nervos cranianos fornecem uma ligação direta ao cérebro para certos órgãos sensoriais, os músculos da cabeça, do pescoço e dos ombros, o coração e o sistema digestivo.

➢ **Nervos espinhais:** 31 pares de nervos espinhais estendem-se dos lados esquerdo e direito da medula espinhal. Os nervos espinais são nervos mistos que transportam sinais sensoriais e motores entre determinadas áreas do corpo e a medula espinal. Os 31 pares de nervos espinhais estão divididos em 5 grupos, que são designados de acordo com as 5 regiões da coluna vertebral. Assim, existem 8 pares de nervos cervicais, 12 pares de nervos torácicos, 5 pares de nervos lombares, 5 pares de nervos sacrais e 1 par de nervos coccígeos. Cada par de nervos espinais sai da medula espinal através do forame intervertebral entre um par de vértebras ou entre a vértebra C1 e o osso occipital do crânio.

## Meninges

As meninges são o revestimento protetor do sistema nervoso central. As meninges são constituídas por três camadas: a dura-máter, a aracnoide e a matéria mole.

➢ **Dura-máter:** A dura-máter é a camada mais espessa, mais dura e mais superficial das meninges. A dura-máter é constituída por tecido conjuntivo denso e irregular e contém fibras de colagénio resistentes e vasos sanguíneos. A dura-máter protege o sistema nervoso central de danos externos, contém o líquido cefalorraquidiano que envolve o sistema nervoso central e fornece sangue ao tecido nervoso do sistema nervoso central.

- ➢ **Aracnoide:** A aracnoide é muito mais fina e delicada do que a dura-máter. A aracnoide está localizada no interior da dura-máter e contém muitas fibras finas que a ligam à dura-máter. Estas fibras passam através de um espaço cheio de líquido chamado espaço subaracnoide, que se situa entre a aracnoide e a derme.
- ➢ **Peritoneu:** O peritoneu é uma camada fina e delicada que cobre a superfície externa do cérebro e da medula espinhal. O tecido mole contém muitos vasos sanguíneos que alimentam o tecido nervoso do SNC. O tecido mole penetra nas dobras e fendas do cérebro e cobre toda a superfície do cérebro.

## QCA

O espaço que rodeia os órgãos do SNC é preenchido por um líquido claro conhecido como líquido cefalorraquidiano (LCR). O LCR é composto por plasma sanguíneo produzido por estruturas chamadas plexos coróides. Os plexos coróides contêm muitos capilares que filtram o plasma sanguíneo e permitem que o líquido filtrado entre no espaço à volta do cérebro. O LCR recém-produzido flui através de espaços ocos no cérebro chamados ventrículos cerebrais e de uma pequena cavidade no centro da medula espinhal chamada canal central. O LCR também flui no espaço subaracnoide em torno do cérebro e da medula espinhal. O LCR é continuamente produzido pelos plexos coróides e reabsorvido na corrente sanguínea em estruturas chamadas vilosidades aracnóideas.

**O líquido cefalorraquidiano desempenha várias funções vitais no sistema nervoso central**

> O LCR absorve os choques entre o cérebro e o crânio e entre a medula espinal e a coluna vertebral. A absorção destes choques protege o sistema nervoso central dos choques e das mudanças súbitas de aceleração (incluindo durante uma colisão ao volante).

> O cérebro e a medula espinhal flutuam no LCR, e esta flutuabilidade reduz o seu peso aparente. O cérebro é um órgão grande mas macio que necessita de um grande volume de sangue para funcionar eficazmente. O peso aparente reduzido no líquido cefalorraquidiano permite que os vasos sanguíneos do cérebro permaneçam abertos e protejam o tecido nervoso.

> O LCR também ajuda a manter a homeostase química no sistema nervoso central. O líquido cefalorraquidiano contém iões, nutrientes, oxigénio e albumina que ajudam a manter o equilíbrio químico e osmótico do tecido nervoso. O LCR também remove os resíduos produzidos durante o metabolismo celular no tecido nervoso.


**Órgãos dos sentidos**

Todos os órgãos sensoriais do corpo são partes do sistema nervoso. Os chamados sentidos especiais - visão, paladar, olfato, audição e equilíbrio - são todos expressos por órgãos especializados, como os olhos, as papilas gustativas e o epitélio olfativo (tecido de revestimento). Os receptores sensoriais para os sentidos gerais, como o tato, a temperatura e a dor, encontram-se na maior parte do corpo. Todos os receptores sensoriais estão ligados a nervos aferentes que transportam a sua informação sensorial para o sistema nervoso central para aí ser processada.

**Fisiologia do sistema nervoso**

**Funções do sistema nervoso**

O sistema nervoso tem 3 funções principais: sensação, integração e movimento.

> ➢ **Sentir.** A função sensorial do sistema nervoso inclui a recolha de informação dos receptores sensoriais, através da qual monitoriza as condições internas e externas do corpo. Os sinais recebidos dos receptores sensoriais são transmitidos por neurónios aferentes ao sistema nervoso central para aí serem processados.
>
> ➢ **Integração.** O processo de integração é o processamento de muitos sinais que entram no sistema nervoso central em qualquer altura. Estes sinais são avaliados e comparados e utilizados para decidir se devem ser descartados ou armazenados como informação útil na memória. A integração é efectuada na matéria cinzenta do cérebro e da medula espinal através de interneurónios. Muitos interneurónios trabalham em conjunto para formar redes complexas que proporcionam este poder de processamento.
>
> ➢ Movimento, quando as redes de interneurónios no SNC avaliam a informação sensorial e decidem realizar uma ação, estimulam os neurónios eferentes. Os neurónios eferentes (também chamados neurónios motores) transportam sinais da substância cinzenta do SNC através dos neurónios do sistema nervoso periférico para as células de ação. O alvo pode ser o tecido muscular liso, o

músculo cardíaco ou esquelético, ou o tecido glandular. Depois, em resposta à estimulação, o órgão de ação segrega uma hormona ou move uma parte do corpo.

**Sistema nervoso entérico**

O sistema nervoso entérico (SNE) é uma parte do SNA responsável por regular a digestão e a função dos órgãos digestivos. O SNE recebe sinais do SNC através das divisões simpática e parassimpática do sistema nervoso autónomo para regular as suas funções. Embora o SNE funcione de forma amplamente independente do SNC, ele continua a funcionar sem qualquer estímulo externo. Por esta razão, o SNE é frequentemente designado por cérebro intestinal ou segundo cérebro do corpo. O SNE é um sistema vasto - existem cerca de tantos neurónios no SNE como na espinal medula.

**Potencial de ação**

Os neurónios funcionam através da geração e transmissão de sinais electroquímicos conhecidos como potenciais de ação. Um potencial de ação é gerado pela passagem de iões de sódio e potássio através da membrana do neurónio.

> **Potencial de repouso:** No estado de repouso, a concentração de iões de sódio no exterior da célula é superior à do interior da célula e a concentração de iões de potássio no interior da célula é superior à do exterior da célula. Estas concentrações são criadas pela ação da bomba de sódio-potássio na membrana celular (bombeia 3 iões de sódio para fora da célula e 2 iões de potássio para dentro da célula). Como resultado destas

concentrações, o potencial elétrico da célula em repouso é de -70 mV, o que significa que o interior da célula tem uma carga negativa em comparação com o exterior da célula.

➢ **Potencial limiar:** Se um estímulo permitir que iões positivos suficientes entrem numa área da célula e elevem o seu potencial elétrico para -55 mV, os canais de sódio dependentes da voltagem nessa área da célula abrem-se e deixam entrar iões de sódio. Permitem que estes entrem na célula. O potencial limiar dos neurónios é de -55 mV e eles têm de atravessar este potencial limiar para gerar um potencial de ação.

➢ **Despolarização:** Quando o sódio entra na célula, cria uma carga positiva no interior da célula e despolariza-a em relação à sua tensão negativa em repouso. A tensão de despolarização dos neurónios é de 30 milivolts. A despolarização da célula é um potencial de ação que é transmitido como um sinal nervoso por um neurónio. Os iões positivos que entram na célula são também distribuídos nas áreas adjacentes à célula e, quando o potencial elétrico destas áreas atinge -55, inicia-se nelas um potencial de ação. Desta forma, o potencial de ação propaga-se através da membrana celular até atingir a extremidade de um axónio.

➢ **Repolarização:** Depois de atingir uma tensão despolarizante de 30 mV, os canais de potássio dependentes de tensão abrem-se e permitem que os iões de potássio saiam da célula. A libertação de potássio da célula, juntamente com a atividade da bomba de sódio-potássio, que bombeia iões de sódio para fora da célula, faz com que o potencial elétrico da célula regresse ao potencial de repouso (-55 mV). Nesta fase, o neurónio está pronto para iniciar um novo potencial elétrico.

**Sinapses**

Uma sinapse é o local onde um neurónio se liga a outra célula. Uma sinapse pode ser formada entre dois neurónios ou entre um neurónio e uma célula de ação. Existem dois tipos de sinapses no corpo: as sinapses químicas e as sinapses eléctricas.

> **Sinapse química:** No final do axónio do neurónio, existe uma grande área conhecida como terminal do axónio. O terminal axónico está separado da célula seguinte por um pequeno espaço chamado fenda sináptica. Quando um potencial atinge o terminal do axónio, abre os canais de cálcio do terminal do axónio. Ao entrar no terminal sináptico, os iões de cálcio fazem com que as vesículas que transportam substâncias químicas (transmissores neuronais) libertem o seu conteúdo na fenda sináptica através da exocitose. As moléculas de neurotransmissores atravessam a fenda sináptica e ligam-se a moléculas receptoras na célula que forma a sinapse com o neurónio. Estas moléculas receptoras abrem canais iónicos que podem estimular a célula recetora e formar um novo potencial de ação ou podem inibir a formação de um novo potencial de ação na célula.

> **Sinapse eléctrica:** Uma sinapse eléctrica forma-se quando dois neurónios estão ligados um ao outro por meio de pequenas lacunas chamadas junções de hiato. As junções de hiato permitem que a corrente eléctrica flua de neurónio para neurónio, de modo que um potencial de ação é transmitido diretamente através da sinapse de uma célula para outra.

**Bainha de mielina**

O axónio de muitos neurónios é coberto por um revestimento isolante conhecido como mielina, que aumenta a velocidade de condução das mensagens nervosas no neurónio. A mielina é composta por dois tipos de células gliais: As células de Schwann no SNP e os oligodendrócitos no SNC. Em ambos os casos, as células gliais envolvem a sua membrana plasmática várias vezes à volta do axónio para formar um envelope lipídico espesso à volta do axónio. A criação destas bainhas de mielina é conhecida como mielinização. A bainha de mielina aumenta a velocidade dos potenciais de ação no axónio, reduzindo o número de potenciais de ação que têm de ser gerados para que um sinal chegue ao terminal do axónio. O axónio mielinizado parece branco devido à presença de lípidos na mielina e forma a substância branca do cérebro e da medula espinal. A substância branca é especializada para transportar informações rapidamente no cérebro e na medula espinhal. A substância cinzenta do cérebro e da medula espinhal são centros de integração não mielinizados onde a informação é processada.

**Reflexos**

Os reflexos são respostas rápidas e involuntárias a estímulos. O reflexo do joelho é o reflexo mais conhecido. Os reflexos estão integrados na matéria cinzenta da medula espinal ou no tronco cerebral. Os reflexos permitem que o corpo responda rapidamente aos estímulos, enviando respostas aos órgãos que actuam antes de os sinais nervosos chegarem às partes conscientes do cérebro. Isto explica por que razão as pessoas retiram frequentemente as mãos de um objeto quente antes de sentirem a dor.

**Funções dos nervos cerebrais**

Cada um dos 12 pares de nervos cranianos tem uma função específica no sistema nervoso.

> O nervo olfativo (I) envia informações sobre os odores do epitélio olfativo no teto da cavidade nasal para o cérebro.

> O nervo ótico (II) envia a informação visual do olho para o cérebro.

> Os nervos oculomotor, troclear e abdocente (IV, III e VI) trabalham em conjunto para permitir que o cérebro controle o movimento e a focagem dos olhos. O nervo trigémeo (V) transporta informação sensorial da face e estimula os músculos da mastigação.

> O nervo facial (VII) estimula os músculos faciais para formar expressões faciais e transporta informações gustativas da parte anterior da língua.

> O sistema vestibulococlear (VIII) envia informações auditivas e de equilíbrio do ouvido para o cérebro.

> O nervo glossofaríngeo (IX) transporta a informação gustativa para a parte posterior da língua e ajuda no processo de deglutição.

> O nervo vago (X) envia informações sobre o estado dos órgãos vitais do corpo para o cérebro, envia sinais motores para controlar a fala e envia sinais parassimpáticos para muitos órgãos.

> O nervo acessório (XI) controla os movimentos do ombro e do pescoço.

> O nervo hipoglosso (XII) movimenta a língua para falar e engolir.

**Fisiologia sensorial**

Todos os receptores sensoriais podem ser classificados de acordo com a sua estrutura e o tipo de estímulo que detectam. Estruturalmente, existem 3 tipos de receptores sensoriais: Terminações nervosas livres, terminações nervosas encapsuladas e células especializadas. Os terminais nervosos livres são simples dendritos livres na extremidade de um neurónio que se estendem para um tecido. A dor, o calor e o frio são todos sentidos através de terminações nervosas livres.

Um terminal nervoso encapsulado é um terminal nervoso livre encerrado numa cápsula de tecido conjuntivo. Quando a cápsula é deformada por toque ou pressão, o neurónio é estimulado a enviar sinais para o SNC. Células especializadas detectam a estimulação de 5 sentidos especiais: Visão, audição, equilíbrio, olfato e paladar. Cada um dos sentidos especiais tem as suas próprias células sensoriais únicas - por exemplo, as células cónicas e cilíndricas na retina que detectam a luz para o sentido da visão.

Em termos funcionais, existem 6 tipos de receptores: Mecanorreceptores, nociceptores, fotorreceptores, receptores químicos, receptores osmóticos e receptores térmicos. Os mecanorreceptores são sensíveis a estímulos mecânicos como o tato, a pressão, a vibração e a pressão sanguínea. Os nociceptores respondem a estímulos como o calor e o frio extremos ou danos nos tecidos, enviando sinais de dor para o SNC.

Os neuro-receptores na retina detectam a luz para o sentido da visão. Os quimiorreceptores detectam substâncias químicas no sangue e proporcionam os sentidos do paladar e do olfato. Os receptores osmóticos monitorizam a osmolaridade do sangue para determinar os níveis de água do corpo. Os termo-receptores detectam a temperatura no interior e à volta do corpo.

**Exame do estado mental**

O exame do estado mental é um dos tópicos discutidos em psicometria na psicologia clínica e significa uma parte da avaliação clínica que descreve o total de observações e impressões do examinador sobre um doente mental durante a entrevista. Enquanto a história e o historial do paciente permanecem constantes, o seu estado mental pode mudar de dia para dia ou de hora para hora.

O exame do estado mental é uma parte da avaliação clínica que resume as observações e impressões do examinador sobre um doente mental durante uma entrevista. Embora a história do doente se mantenha constante, o seu estado mental pode mudar de dia para dia ou de hora para hora. O exame do estado mental segue basicamente o modelo do exame médico físico. Tal como o exame médico físico se destina a examinar os principais sistemas do corpo, o exame do estado mental também examina os principais sistemas do funcionamento mental de um ponto de vista psiquiátrico. Nas últimas décadas, este método tem sido o principal objetivo da avaliação do doente em muitas situações psiquiátricas.

Os dados brutos do exame do estado mental são integrados seletivamente com outras informações do registo geral para obter uma imagem coerente do indivíduo e, em última análise, conduzir a um diagnóstico. O exame do estado mental é efectuado principalmente com o objetivo de determinar a presença ou ausência de problemas cognitivos, emocionais ou comportamentais.

**Elementos a examinar**

Durante o exame do estado mental, o examinador examina e avalia as seguintes categorias

**Aspeto geral e comportamento**

Na opinião do entrevistador, a aparência e o estado físico geral do paciente são tomados em consideração nesta parte, de acordo com o estado e a condição do corpo, o equilíbrio, o vestuário e o asseio, a higiene pessoal, as características físicas invulgares, como as deficiências físicas. Este comportamento é interpretado em relação ao contexto cultural e à situação social. Outras áreas importantes incluem as expressões faciais, o contacto visual, o nível de atividade, o grau de cooperação, a atratividade física, a atenção e a atenção. Os termos comuns para descrever a aparência incluem: Doente e sofredor, confortável, equilibrado, com aspeto de velho, com aspeto de jovem, desgrenhado, infantil, invulgar e estranho. Os sinais de ansiedade incluem mãos pegajosas, testa suada, postura rígida e olhos arregalados.

**Comportamento de movimento**

Esta classe está relacionada com os aspectos quantitativos e qualitativos do comportamento motor do doente. Estas características incluem: Idiossincrasias, tiques, movimentos expressivos, tremores musculares, comportamentos estereotipados, ecos comportamentais, hiperatividade, agitação, beligerância, flexibilidade, marcha, inquietação e outras manifestações físicas. Deve ser considerada a lentidão psicomotora ou a lentidão geral dos movimentos corporais. Qualquer atividade sem objetivo ou intenção deve ser descrita.

**Discurso**

Nesta parte do relatório, as características físicas do discurso podem ser descritas em termos de quantidade, velocidade e qualidade. O cliente pode ser descrito como falador, irrequieto, bem falante, taciturno, não espontâneo, ou como tendo uma reação normal às pistas fornecidas pelo entrevistador. O discurso pode ser rápido ou lento, tenso, hesitante, emocional, dramático, monótono, alto, sussurrante, fragmentado e incompreensível. As perturbações da fala, como a gaguez, são registadas nesta secção. Devem ser registados os pesos invulgares e, se for caso disso, as tensões no discurso.

**A relação entre o terapeuta e o paciente**

Nesta parte, é examinada a atitude e o comportamento do cliente em relação ao terapeuta. A atitude do paciente pode ser dominadora, controladora, dominadora, submissa, dependente, zangada, hostil, beligerante, desconfiada, defensiva, evasiva, espirituosa e brincalhona, cautelosa, sem emoção. O nível de cooperação e compreensão também deve ser registado.

**Sentimento**

O sentimento do cliente é inferido a partir do conteúdo do seu discurso, expressões faciais e movimentos corporais e inclui emoção e humor. O humor é um estado emocional distinto que o cliente expressa durante a entrevista. O cliente pode estar triste, tenso, desiludido, ansioso, deprimido, receoso, hostil, feliz, eufórico ou sem emoções. A emoção está relacionada com uma série de emoções e a fonte do sentimento está relacionada com uma opinião. O tipo de emoção pode ser avaliado em função de variáveis como a profundidade, a intensidade, a continuidade e a proporção. O cliente pode ser frio ou caloroso, aproximar-se ou afastar-se da outra parte, ser instável ou, como é caraterístico da esquizofrenia, o seu afeto pode ser lento ou superficial.

## Perceção

Cada cliente tem uma perceção diferente de si próprio e do mundo que o rodeia. Nesta parte, é importante prestar atenção à perceção das referências. O cliente tem ou não erros de perceção e ilusões? A presença de alucinações auditivas é a caraterística mais comum dos esquizofrénicos, enquanto as alucinações visuais evidentes são mais comuns em indivíduos com síndromes organo-cerebrais.

## Pensamento

Nesta parte, o examinador examina o funcionamento da inteligência, da orientação, da memória, da perspicácia e do discernimento:

### A função da inteligência

Qualquer função de inteligência elevada deve ser analisada no contexto do nível de educação, da base socioeconómica e da familiaridade e identificação de referências com uma cultura específica. Se o baixo nível de funcionamento intelectual for consistente com o padrão geral de desempenho académico e profissional, então o diagnóstico de deficiência intelectual pode ser confirmado. No entanto, se uma pessoa tem um fraco desempenho na função intelectual, mas tem uma boa história de progresso, então pode suspeitar-se que tem uma perturbação orgânica. A função de inteligência é geralmente a compreensão da leitura e da escrita, os conhecimentos gerais, a capacidade de cálculo e o nível de capacidade de interpretação do cliente. Inclui provérbios. Ao longo do processo de medição, os peritos têm geralmente em conta o grau de coerência em relação à desintegração dos pensamentos e expressões do cliente. Por vezes, os especialistas podem combinar as medições das funções de inteligência com os resultados de alguns testes oficiais curtos, como o teste de Bender, o teste de diagnóstico de afasia ou o sentido de algumas partes da Escala de Inteligência de Wechsler revista para adultos ou crianças.

**Orientação**

A capacidade de navegação dos clientes pode variar de acordo com o seu grau de consciência de quem são (pessoa), onde estão (lugar) e quando os eventos actuais e passados ocorreram ou estão a ocorrer (tempo). As observações clínicas mostram que o tipo mais comum de desorientação é em relação ao tempo. As perdas pessoais e de lugar ocorrem com menos frequência. Mas quando a perda espacial e especialmente a perda pessoal ocorrem, o estado do doente é relativamente grave.

**Memória, atenção e concentração**

Memória a longo prazo: A memória a longo prazo pode ser medida de três formas: Fazendo perguntas sobre a informação geral das referências (como as grandes cidades de um país, o pico mais alto do Irão).

Utilizar subtestes de informação geral ou de memória numérica dos testes de QI Wechsler para adultos ou crianças ou outros testes de natureza semelhante. Recordar acontecimentos importantes da vida do cliente (ano de conclusão do ensino secundário, data do casamento). A precisão da recordação pode ser determinada comparando as respostas das referências com registos objectivos e documentados desses acontecimentos. As pessoas que sofrem de Alzheimer conservam melhor a memória a longo prazo do que a memória a curto prazo. É de notar que a memória aumentada é observada na personalidade paranoica.

# Capítulo 2: Examinando os tipos de distúrbios neurológicos

## Afasia ou perda da fala

A afasia é uma perturbação da comunicação causada por uma lesão numa ou mais áreas do cérebro que controlam a fala. Este problema pode interferir com a expressão, a leitura e a escrita. Porque a pessoa afetada tem dificuldade em falar ou compreender o discurso dos outros. Embora nalgumas pessoas esta perturbação da fala ocorra como complicação temporária de doenças como enxaquecas ou tumores cerebrais, muitas vezes ocorre subitamente após um acidente vascular cerebral ou uma concussão cerebral.

É interessante saber que existem diferentes tipos de afasia, consoante a localização da lesão no cérebro. Normalmente, a sua gravidade depende de vários factores, incluindo a causa e a extensão da lesão cerebral. Felizmente, pode ser tratada com terapia da fala por um terapeuta da fala sob a supervisão de um neurologista. Nesta situação, a pessoa com afasia reaprende as competências linguísticas, pratica e é treinada para utilizar outras formas de comunicar. A gravidade dos sintomas da afasia pode variar de ligeira a grave. De um modo geral, podem ser mencionados os seguintes 7 sintomas comuns de afasia:

- ❖ Falar com frases ou expressões curtas e incompletas;
- ❖ Falar em termos que os outros não conseguem entender;
- ❖ Utilizar palavras erradas ou inúteis;
- ❖ Utilizar palavras erradas ou irreconhecíveis;
- ❖ Dificuldade em compreender o discurso das outras pessoas, especialmente o discurso rápido;
- ❖ Dificuldade em ler o material do livro;
- ❖ Escrever frases que não fazem sentido.

Muitos destes sintomas podem sobrepor-se. Por este motivo, é necessário consultar um neurologista para obter um diagnóstico definitivo.

**Qual é a causa da afasia?**

A causa mais comum da afasia é o bloqueio ou a rutura de vasos sanguíneos no cérebro devido a um acidente vascular cerebral. De facto, este problema leva à morte de células cerebrais ou a danos nas áreas que controlam o poder da fala. As lesões cerebrais provocadas por traumatismo craniano grave, tumor, infeção ou processo degenerativo das células cerebrais também podem causar afasia. Nestes casos, a afasia é normalmente acompanhada por outros tipos de problemas cognitivos, como problemas de memória ou confusão. A afasia progressiva primária é um termo utilizado para descrever problemas de linguagem que se desenvolvem gradualmente.

Basicamente, a degeneração gradual das células cerebrais provoca o seu aparecimento. Ocasionalmente, podem ocorrer episódios temporários de afasia. Isto pode dever-se a uma enxaqueca, a uma convulsão ou a um ataque isquémico transitório (AIT). Um ataque isquémico transitório ocorre quando o fluxo sanguíneo é temporariamente bloqueado numa área do cérebro.

Quem está em risco de sofrer de afasia? Uma vez que o AVC é a causa mais comum de afasia, a maioria das pessoas com afasia é de meia-idade ou idosa. É melhor saber que a afasia pode afetar pessoas de qualquer idade, incluindo crianças. Especialmente as crianças que sofrem danos na parte relacionada com o poder da fala no cérebro devido a traumatismos, infecções ou doenças cerebrais. Na afasia congénita, a criança ainda não aprendeu qualquer linguagem ou apenas aprendeu algumas palavras até cerca dos 5 anos de idade, na ausência de qualquer deficiência significativa nos sistemas sensorial e motor ou atraso intelectual.

De acordo com os dados fornecidos pela Associação Nacional Americana de Afasia, existem tipos de afasia sensorial e motora. De seguida, mencionamos alguns dos tipos de afasia mais comuns.

## 1. Afasia global

A afasia global é o tipo mais grave de afasia e é normalmente causada por lesões graves na parte frontal e posterior esquerda do cérebro. A maioria das pessoas com afasia global tem os seguintes problemas

➢ Grande dificuldade em utilizar as palavras;
➢ Dificuldade grave em compreender as palavras;
➢ Capacidade limitada de utilizar várias palavras ao mesmo tempo;
➢ Incapacidade de ler ou escrever.

## 2. Afasia de Broca ou afasia motora

Mas o que é a afasia de Broca? De facto, é uma afasia não psicológica ou motora que ocorre devido a danos na área de Broca, localizada no lobo frontal esquerdo do cérebro. As pessoas com afasia normalmente:

➢ Falam com frases curtas e incompletas.
➢ Capaz de transmitir mensagens básicas, mas pode não pronunciar algumas palavras.
➢ Têm uma capacidade limitada para compreender o que os outros estão a dizer.
➢ Ficam frustradas porque os outros não as conseguem compreender.
➢ A pessoa tem uma sensação de fraqueza ou paralisia no lado direito do corpo.

## 3. O que é a afasia de Wernicke ou afasia sensorial?

Em resposta à pergunta "O que é a afasia de Wernicke? Deve dizer-se que é um tipo de afasia mental ou sensorial que ocorre devido a lesões na área de Wernicke (localizada no meio do cérebro, ligeiramente inclinada para a esquerda). As pessoas com afasia podem falar, mas têm dificuldade em compreender o que os outros estão a dizer. Por esta razão, também é chamada afasia cognitiva. Outros sintomas incluem os seguintes:

> Incapacidade de compreender e utilizar corretamente a língua;
> Tendência para falar em frases longas e complexas que contêm palavras incorrectas ou sem sentido;
> A falta de consciência do doente de que os outros não compreendem as suas palavras;
> Deficiência na leitura e na escrita.

## 4. Afasia anómica ou afasia expressiva

A principal caraterística desta afasia expressiva é a dificuldade em encontrar palavras simples, como substantivos e verbos. Por este motivo, as pessoas com afasia anómica podem falar bem, mas o seu discurso está carregado de um sentimento de desesperança. Embora consigam compreender bem o discurso dos outros e ler bem, a sua dificuldade em encontrar palavras quando escrevem é evidente.

## Quais são os métodos de diagnóstico da afasia?

Em primeiro lugar, o neurologista examina o seu estado em termos do seguinte:

> Poder do discurso;
> Como interagir com os outros;
> Capacidade de compreensão da linguagem verbal e escrita;

> Capacidade de ler e escrever.

Se o médico suspeitar que o doente ou a pessoa de quem cuida tem afasia durante o exame, pode recorrer a exames imagiológicos, como uma TAC ou uma RMN, para diagnosticar definitivamente a localização e a gravidade da lesão cerebral.

## Qual é o tratamento da afasia?

### Afasia

Embora alguns medicamentos especiais possam ajudar a restaurar o poder do cérebro, melhorando o fluxo sanguíneo, segundo os médicos, o tratamento principal ou definitivo para a afasia é a terapia da fala. Este método é geralmente efectuado de forma lenta e gradual por um terapeuta da fala e deve ser iniciado o mais rapidamente possível após uma lesão cerebral. O objetivo da terapia da fala é melhorar a capacidade de comunicar com os outros. Entre as suas soluções eficazes, podemos mencionar as seguintes:

> Realização de exercícios individuais e em grupo para melhorar as capacidades de expressão e de comunicação do paciente;
> Utilização de um computador para reaprender sons e palavras pelo paciente;
> Incentivar e educar a família para ajudar a comunicar com o doente em casa.

Recentemente, vários estudos estão a investigar os efeitos da estimulação cerebral no tratamento da afasia. Neste contexto, são utilizados métodos de estimulação magnética transcraniana e de estimulação transcraniana por corrente contínua.

**2. Qual é a diferença entre afasia e disartria?**

Embora a disartria e a afasia sejam ambas perturbações da comunicação e possam mesmo ocorrer em simultâneo, a disartria é uma perturbação da fala e a afasia é uma perturbação da linguagem. As pessoas com afasia sabem frequentemente o que querem dizer, mas não conseguem encontrar as palavras devido a uma sinalização cerebral deficiente. As pessoas com disartria têm vontade de falar, mas devido à fraqueza ou paralisia dos músculos da língua, não têm o poder de falar. A afasia é maioritariamente causada por um acidente vascular cerebral ou outras lesões cerebrais. A disartria é por vezes o resultado destes problemas. Ocorre frequentemente em resultado de muitas outras doenças, como Parkinson, paralisia cerebral, esclerose múltipla, doença de Huntington ou distrofia muscular.

**Avaliação clínica dos nervos cranianos**

O sistema nervoso humano é constituído por duas partes, uma central e outra periférica. O cérebro e a espinal medula são órgãos do sistema nervoso central constituídos por neurónios, células de suporte e estruturas de proteção. Os neurónios desta secção são responsáveis pelo processamento da informação de entrada e pela criação de uma resposta motora. Os nervos cranianos e espinais são fibras nervosas periféricas que transmitem mensagens nervosas de órgãos não neurais para os centros de controlo do sistema nervoso central e comandam a atividade do sistema nervoso central para os órgãos. Estes nervos constituem a parte física do sistema nervoso periférico.

**O que são os nervos cranianos?**

Os nervos cranianos, cranianos ou cerebrais são 12 pares de nervos que transmitem mensagens nervosas entre diferentes partes do cérebro e órgãos da cabeça, pescoço e tronco. A lesão destes nervos perturba a compreensão dos sentidos especiais do olfato, audição, paladar, visão e tato. Para além disso, o pestanejar, os movimentos da língua e a criação de expressões faciais dependem da receção de mensagens dos nervos cranianos. Os nervos cranianos são nervos sensoriais, motores e mistos. Os nervos cranianos mistos são compostos pelos axónios dos neurónios sensoriais e motores (fibras nervosas), os nervos sensoriais são compostos pelos axónios dos neurónios aferentes sensoriais e os nervos motores são compostos pelos axónios dos neurónios eferentes motores. Os neurónios sensoriais destes nervos transmitem a mensagem nervosa dos receptores sensoriais para o cérebro, e os neurónios motores transmitem a mensagem de comando do cérebro para os órgãos dos sentidos especiais e periféricos. Existem três camadas de tecido conjuntivo em cada nervo craniano.

> **Endoneuro:** Este tecido conjuntivo rodeia cada fibra nervosa. O líquido endoneurótico está localizado entre o tecido conjuntivo e a fibra nervosa e, tal como o líquido cefalorraquidiano no sistema nervoso central, protege o axónio do neurónio de danos físicos e fornece os nutrientes de que este necessita.

> **Perineuro:** As fibras nervosas são unidas pela camada do perineuro e formam-se feixes ou fascículos nervosos. O perineuro é constituído por 7 a 8 camadas de tecido conjuntivo

que impede a difusão de grandes moléculas para a camada subjacente e para o citoplasma (neuroplasma) da fibra nervosa.

➢ **Epineuro:** O epineuro é a camada mais externa de tecido conjuntivo que cobre os fascículos e os capilares sanguíneos dos nervos periféricos.


**Nome dos nervos cranianos**

A cada nervo craniano é atribuído um número com base na sua saída do cérebro e um nome com base na sua função. Os nomes destes nervos são: nervo olfativo, nervo ótico, nervo motor do olho, nervo da polia, nervo trigémeo, nervo distal, nervo facial, nervo vestíbulo-coclear, nervo lingual-laríngeo, nervo vago, nervo sublingual e nervo sublingual. O nome, o número e a função sensório-motora desses nervos estão resumidos na tabela abaixo.

| Nerve number | Nerve symbol | Name of nerve - type of nerve |
|:---:|:---:|:---:|
| 1 | CN I | Olfactory-sensory nerve |
| 2 | CN II | Sensory optic nerve |
| 3 | CN III | Eye motor nerve - motor |
| 4 | CN IV | Spool-motor nerve |
| 5 | CN V | Trigeminal nerve - mixed |
| 6 | CN VI | Abductor-motor nerve |
| 7 | CN VII | Facial nerve - motor |
| 8 | CN VIII | Atriocochlear nerve - sensory |
| 9 | CN IX | Lingual-laryngeal nerve - mixed |
| 10 | CN X | Vagus nerve - mixed |
| 11 | CN XI | Subsidiary nerve - motor |
| 12 | CN XII | Sublingual nerve - motor |

Todos os nervos cranianos, exceto os nervos olfativo e visual, estão ligados a diferentes partes do tronco cerebral. Os nervos olfativo e visual transmitem mensagens sensoriais diretamente para o cérebro.

Nervos cocleares da parte dorsal do mesencéfalo (medula), nervo motor ocular da área entre o mesencéfalo e a pontina, nervo trigémeo da ponte cerebral (ponte), nervos distais, faciais e vestíbulo-cocleares da área entre a pontina e a medula, os nervos lingual-laríngeo, vago e sublingual saem da parte dorsal do núcleo oval da medula oblonga e os nervos sublinguais saem da parte anterior do núcleo oval da medula oblonga.

## Estrutura do crânio

O crânio é um osso do esqueleto que protege o cérebro e determina a forma do rosto. Este esqueleto é constituído por 21 ossos fixos e 1 osso móvel (maxilar inferior). Este esqueleto é constituído por poros, fendas e depressões para a passagem das veias e dos nervos cranianos. A fossa craniana anterior, a fossa craniana média e a fossa craniana posterior formam as partes internas do crânio que estão em contacto com a dura-máter da parte inferior do cérebro.

Para além de acomodar a estrutura do cérebro, as depressões do crânio criam um espaço para o movimento dos vasos cranianos e dos nervos. Forame Cribriforme, Canal e Forame Ótico, Fissura Orbital Superior, Forame Rotundo, Forame Oval, "Meato Acústico Interno", "Forame Jugular", "Forame Magnum", Forame Espinhoso e Forame Lacrimal são pequenos espaços na estrutura forte do osso do crânio. Destinam-se à saída dos nervos cranianos. A tabela abaixo mostra o nervo craniano que sai de cada poro ou forame.

| Foramen | Cranial nerve | Depression of the skull | Skull bone |
| --- | --- | --- | --- |
| Sieve pores | CN I | The front | Ethmoid |
| Visual channel | CN II | The middle | Sphenoid |

| | | | |
|---|---|---|---|
| **Upper orbital fissure** | CN IV ‹CN V ‹CN III ‹ CN VI | The middle | Sphenoid |
| **Round hole** | CN V | The middle | Sphenoid |
| **Pore oval** | CN V | The middle | Sphenoid |
| **Pore** | CN V3 | The middle | Sphenoid |
| **Internal auditory canal** | CN VII ‹CN VIII | The middle | Petrous part of the temporal bone |
| **Hypo pharyngeal orifice** | CN IX ‹CN X ‹CN XI | The back | Anterior part: Petrous temporal bone |
| **Sublingual channel** | CN XII | The back | Dorsal part: Occipital bone |
| **Magnum orifice** | CN XI | The back | Occipital bone |

## Nervo olfativo

O nervo olfativo transmite as mensagens dos receptores olfactivos para os centros olfactivos no córtex cerebral. Este nervo é um conjunto de axónios de neurónios sensoriais bipolares que são transferidos para o botão olfativo depois de passarem pela placa crivosa do osso etmoide do crânio. Os dois botões olfactivos são um conjunto de células nervosas situadas sob o lobo frontal dos hemisférios cerebrais. As terminações dendríticas dos neurónios olfactivos são quimiorreceptores olfactivos situados na membrana olfactiva do teto do nariz. Estes receptores são activados em resposta a moléculas de odor dissolvidas no muco. O nervo olfativo ou NC I transmite ao botão olfativo a corrente eléctrica gerada pela ligação das moléculas de odor ao recetor olfativo.

Na membrana plasmática dos receptores olfactivos, existem receptores proteicos aos quais a ligação de moléculas odoríferas está associada à alteração do potencial elétrico no neurónio. Estes receptores são proteínas de membrana acopladas a proteínas G. A ligação da molécula ao recetor é seguida de uma alteração da sua conformação

e a ativação da proteína G (troca de GDP por GTP). A proteína G activada ativa a enzima adenilato ciclase da membrana.

Como resultado, a síntese de AMPc aumenta nos neurónios. Esta molécula liga-se à porta dos canais iónicos dependentes do AMPc e abre o canal alterando a sua conformação. O resultado é um fluxo de iões de sódio e de cálcio que entram no citoplasma e iões de cloro que saem do citoplasma. A entrada de catiões reduz a diferença de potencial entre o citoplasma e o exterior da célula, aumentando a carga positiva. Se esta diferença de potencial atingir o potencial de abertura dos canais de voltagem de sódio, é gerada uma corrente eléctrica (mensagem neural).

O córtex olfativo principal está localizado no lobo temporal. A mensagem nervosa criada no glomérulo do botão olfativo é transmitida às células mitrais. Os axónios das células mitrais formam a via do nervo olfativo no cérebro. A via olfactiva (nervo olfativo no interior do cérebro) de cada botão olfativo divide-se em ramo olfativo lateral e ramo olfativo médio.

O ramo olfativo lateral transmite a mensagem nervosa ao centro olfativo principal no córtex do lobo temporal (amígdala, núcleo anexo e sulco hipocampal). As mensagens provenientes desta parte da perceção conduzem à consciência do cheiro. O ramo olfativo médio transmite a mensagem nervosa a diferentes partes do sistema límbico. A mensagem nervosa desta parte determina as características emocionais do cheiro.

**Nervo ótico**

O nervo ótico ou nervo craniano 2 (NC II) é um dos nervos sensoriais do corpo que transmite ao córtex cerebral a corrente eléctrica criada pela interação da luz com os fotorreceptores da retina. Para ver os objectos que nos rodeiam, os fotorreceptores da retina são estimulados pela luz. A corrente eléctrica criada nestas células é transferida para os neurónios polares. A libertação de glutamato na sinapse dos neurónios polares com as células ganglionares cujo axónio forma o nervo ótico transmite a mensagem nervosa às células ganglionares da retina.

Cada olho humano tem um campo de visão diferente, cada um dos quais é dividido nas áreas nasal (esquerda) e temporal (direita). A parte temporal da retina (direita) recebe a luz da região nasal do campo visual, e a parte nasal da retina (esquerda) recebe a luz da região temporal do campo visual. A mensagem nervosa do lado esquerdo de ambos os olhos entra no cérebro pelo lado esquerdo e a mensagem nervosa do lado direito de ambos os olhos entra no cérebro pelo lado direito. Como resultado, os terminais axonais dos neurónios que saem da retina temporal do olho fundem-se com os axónios que saem da região temporal do olho direito e entram no cérebro pelo lado direito. A direção do movimento dos nervos direito e esquerdo cria um trajeto em forma de X atrás do olho, cujo centro é designado por quiasma ótico.

Cada nervo ótico transmite mensagens da retina de um olho para o quiasma ótico. A mensagem nervosa é transmitida do quiasma ótico para o tálamo. Em seguida, um grupo de neurónios transmite a mensagem nervosa do tálamo para os núcleos do mesencéfalo e o outro grupo, depois de passar pelo lobo parietal (fibras nervosas da metade superior da retina) e pelo lobo temporal (fibras nervosas da metade inferior da retina), para o córtex visual principal no lobo occipital. A receção da mensagem nervosa nesta parte provoca a perceção consciente (tamanho e cor) dos objectos. Cerca de um milhão de fibras nervosas mielinizadas estão reunidas para formar o nervo craniano II, que se divide em três categorias de fibras aferentes visuais, fibras aferentes pupilares e fibras fotoestáticas com base na sua função.

> As fibras aferentes visuais são os axónios dos neurónios sensoriais que transmitem a mensagem nervosa do fotorreceptor (retina) para o corpo geniculado do tálamo.
> As fibras aferentes pupilares transmitem a mensagem nervosa dos músculos oculares para a parte do teto do mesencéfalo. Esta via neural ajusta o diâmetro desta parte do olho em resposta à luz ambiente através do reflexo pupilar.
> As fibras fotoestáticas transmitem a mensagem nervosa da retina para a eminência superior do mesencéfalo e controlam os reflexos corpo-visuais (movimento simultâneo dos olhos e da cabeça durante o estudo, fechar os olhos devido a um estímulo súbito ou levantar a mão para proteger os olhos de um estímulo súbito).

**Nervo motor do olho**

O nervo oculomotor ou nervo craniano 3 é o axónio dos neurónios motores do sistema nervoso central que transmite a mensagem de comando do núcleo do nervo craniano 3 e do núcleo de Edinger-Vespal no mesencéfalo para os músculos extra-oculares. A contração destes músculos move a pálpebra e o globo ocular. Este nervo entra na parte lateral da cavidade sinusal, atravessando a dura-máter. Na cavidade sinusal, as fibras simpáticas da rede carotídea interna juntam-se ao 3º nervo craniano. Estas fibras não se fundem com o nervo motor do olho e apenas se dirigem para o olho numa bainha comum. Este nervo pi divide-se em dois ramos superior e inferior depois de passar pela fissura supra-orbitária.

> ➤ **O ramo superior do 3º nervo craniano:** Este nervo faz sinapse com os músculos reto superior e o músculo elevador da pálpebra superior. As fibras simpáticas juntam-se a este ramo do NC III e formam uma sinapse com os músculos do tarso superior. A transmissão da mensagem nervosa destas fibras do nervo motor do olho para os músculos extra-oculares e a contração muscular provoca a elevação da pálpebra e do globo ocular.

> ➤ **O ramo inferior do 3º nervo craniano:** Este ramo forma uma sinapse com os músculos retos inferiores, os músculos retos médios e os músculos oblíquos inferiores. As fibras nervosas parassimpáticas, juntamente com este ramo do NC III, entram no olho e separam-se deste ramo no gânglio ciliar. As funções das fibras motoras e parassimpáticas são diferentes neste ramo.

> ➤ **Fibras motoras:** Estas fibras nervosas estimulam o movimento descendente do globo ocular (através da contração dos músculos oblíquo inferior direito e inferior), aproximando os dois globos oculares (através da contração dos músculos oblíquo médio direito e inferior) e o movimento do olho para os cantos externos.

> ➤ **Fibras parassimpáticas:** Estes nervos fazem sinapse com os músculos ciliares do olho e com o esfíncter pupilar. A contração dos músculos lisos do esfíncter reduz o diâmetro da pupila e a

luz que entra no olho.

A contração dos músculos ciliares altera a forma do cristalino para ver objectos próximos.

**Nervo craniano espinhal**

O par de nervos espinhais ou nervo craniano 4 (NC IV) é um conjunto de neurónios motores somáticos (corporais) que transmite a mensagem nervosa do núcleo espinhoso (parte dorsal do mesencéfalo e subnúcleo do nervo craniano 3) para os músculos esqueléticos extra-oculares e o caminho mais longo para Ele sai do crânio. Depois de passar pela glândula subaracnóidea, este nervo atravessa a esclerótica e, juntamente com os nervos motores do olho, o nervo abdutor e os ramos do nervo trigémeo, atravessa as cavidades sinusais e atinge finalmente o músculo oblíquo superior do extraocular através da fissura pupilar superior. O nervo que sai do núcleo direito do cérebro médio alcança o olho esquerdo e o nervo que sai do núcleo esquerdo alcança o olho direito.

O nervo motor enrolado transmite a mensagem do mesencéfalo ao músculo oblíquo extraocular. Em cada olho, há um músculo oblíquo superior que se origina do osso esfenoide e se fixa na região lateral-superior do globo ocular. O tendão desse músculo está ligado ao tecido conjuntivo fibroso chamado polia, por isso o NC IV é chamado de nervo da polia. Este músculo está envolvido no movimento descendente do globo ocular, aproximando os dois globos oculares, e na rotação interna do olho.

**Nervo trigémeo**

O nervo trigémeo (NC V) é o maior nervo craniano e um dos tipos de nervos mistos. Os ramos deste nervo fazem sinapse com a pele, a membrana mucosa, os seios nasais e as glândulas salivares. A parte sensorial deste nervo ajuda a compreender a mudança de temperatura, a sentir dor e a tocar na pele, e a sua parte motora controla a contração dos músculos da mastigação e das glândulas salivares. A parte sensorial deste nervo parte dos núcleos mesencefálicos, do núcleo sensorial principal e dos núcleos espinais, e a parte motora deste nervo parte do núcleo motor do nervo trigémeo no mesencéfalo.

Os núcleos espinais são o principal centro de controlo dos sentidos faciais e as extremidades dendríticas dos nervos que deles saem detectam receptores de dor, temperatura, pressão, tato e sentido de posição. As fibras deste nervo entram no gânglio trigémeo depois de deixarem o crânio. Três ramos do nervo oftálmico (V1), do nervo mandibular (V3) e do nervo maxilar (V2) saem do gânglio trigémeo.

> **Nervo oftálmico:** Este nervo atravessa a zona lateral da cavidade sinusal e sai do crânio a partir da fenda superior da pupila. Os três ramos frontal, lacrimal e nasociliar deste nervo irrigam a região anterior e o crânio, o seio etmoidal, a pálpebra superior e a sua conjuntiva, a córnea e a membrana mucosa da parte posterior da cavidade nasal. O nervo parassimpático, juntamente com o ramo lacrimal, controla as glândulas lacrimais. O nervo ótico é o ramo sensorial do nervo trigémeo.

> **Nervo mandibular:** Este nervo passa através do forame oval e entra na fissura têmporo-inferior. O nervo bucal, o nervo alveolar inferior, o nervo auriculotemporal e o nervo lingual são

ramos do NC V2. Este ramo do nervo trigémeo é constituído por fibras sensoriais e motoras.

> **Parte sensorial:** As fibras nervosas desta parte transmitem ao mesencéfalo a mensagem dos receptores sensoriais da membrana mucosa e do pavimento da cavidade bucal, do ouvido externo, dos molares, dos incisivos inferiores e das gengivas, do lábio inferior, do queixo e de dois terços da extremidade faríngea da língua.

> **Parte motora:** As fibras nervosas desta parte transmitem a mensagem do cérebro médio aos músculos esqueléticos da mastigação (pterigóideo médio, pterigóideo lateral, masseter e temporal), aos músculos acima do hioide (disco e milo-hióideo), ao músculo do ouvido médio (nervo timpânico).

> **Nervo maxilar superior:** Este nervo, juntamente com o nervo ótico, passa pela zona lateral da cavidade sinusal e sai do crânio através do foramen rotundum (o orifício redondo do osso esfenoide que se encontra sob a fenda superior da pupila). Este nervo divide-se em 14 ramos que inervam a pálpebra inferior e a sua conjuntiva, as bochechas e o seio maxilar, os molares, os incisivos superiores e os caninos e as suas gengivas, o lábio superior e a placa superior. Os ramos parassimpáticos deste nervo controlam a atividade das glândulas lacrimais e nasais. O nervo maxilar inferior é o ramo sensitivo do nervo trigémeo.

**Nervo eferente**

O nervo craniano 6 é constituído por axónios motores e transmite a mensagem do sistema nervoso central do núcleo distal da ponte para os músculos laterais do olho direito. Este nervo, juntamente com os nervos cranianos 3 e 4 (nervo motor do olho e nervo da polia), controla a contração dos músculos extra-oculares e os movimentos do globo ocular. Ao estimular este nervo, a contração do músculo lateral direito afasta o globo ocular do nariz.

Este nervo sensorial entra no espaço subaracnóideo a partir da ponte cerebral, atravessa a dura-máter e entra no canal de Dorello. Em seguida, passa através da borda do osso petroso temporal e entra nos seios da dura-máter. O nervo abdutor sai finalmente da fissura orbital superior do crânio e faz sinapse com o músculo lateral direito. Este músculo esquelético parte da ansa tendinosa comum e liga-se à região superior-lateral da esclerótica. A contração deste músculo afasta o globo ocular do nariz.

**Nervo craniano facial**

O sétimo par de nervos cranianos é um tipo de nervo misto do sistema nervoso periférico que tem muitos ramos e está associado a fibras parassimpáticas. O trajeto destes nervos entre os órgãos-alvo e o cérebro divide-se em duas partes, intracraniana e extracraniana.

> **Trajeto intracraniano:** As raízes sensitiva e motora deste nervo partem da ponte cerebral. Estas duas raízes passam através do canal acústico interno no osso temporal e entram no canal em forma de Z da face. Neste canal, duas raízes sensoriais e nervosas fundem-se e formam o gânglio do joelho. O nervo petroso maior (fibra parassimpática), o nervo do estribo (fibra motora) e o nervo da corda púbica (fibras sensoriais) são os ramos pós-ganglionares do NCVII. Estes três ramos saem do crânio a partir da cavidade estilomastóidea (a cavidade entre os processos estiloide e mastoide do osso temporal).

> **Trajeto extra-craniano:** O "Nervo Auricular Posterior" é o primeiro ramo do nervo facial cujas fibras motoras fazem

sinapse com os músculos à volta da orelha. As fibras motoras inferiores deste ramo fazem sinapse com os músculos estilo-hióideos e o ventre dorsal do músculo bíceps do pescoço. O ramo motor principal chega às glândulas parótidas a partir das zonas anterior e inferior do ouvido e divide-se em ramos temporal, sigmoide, bucal, mandibular e cervical.

**A função do ramo motor do nervo facial**

O ramo motor do nervo facial faz sinapse com os músculos esqueléticos da cabeça e do pescoço (músculos da expressão facial, músculo estilo-hióideo, músculo gastrocnémio e músculo estapédio do ouvido médio). O primeiro ramo deste nervo separa-se no canal facial e passa através da crista do cone para fazer sinapse com o músculo estapédio do ouvido médio. O músculo estapédio é o músculo esquelético mais pequeno do corpo humano, que está ligado ao osso estapédio do ouvido médio.

A contração deste músculo afasta o estribo do peritoneu. Como resultado, a intensidade das ondas sonoras diminui do ouvido externo para o ouvido médio. Os ramos seguintes deste nervo são criados no espaço entre a abertura estilomastóide e as glândulas parótidas e entre as glândulas parótidas.

- ➢ **Ramos da abertura da glândula estilomastóideo-parótida:** O nervo dorsal do ouvido externo, o nervo abdominal dorsal do músculo bíceps e o nervo do músculo estilo-hióideo são ramos que se separam no espaço entre a abertura estilomastoidea e as glândulas parótidas.
- ➢ **Nervo dorsal do ouvido externo:** Este nervo faz sinapse com os músculos externos e internos do ouvido externo e com a parte dorsal do músculo occipitofrontal (occipital-frontal). A

contração da região dorsal do músculo occipitofrontal faz avançar o crânio.

> **Nervo abdominal dorsal do músculo bíceps:** Este nervo faz sinapse com o abdómen dorsal do músculo bíceps. Este músculo do pescoço está envolvido na mastigação, na deglutição dos alimentos e na fala. A contração deste músculo eleva o osso hioide do pescoço, estimulando o nervo facial.
> **Nervo do músculo estilo-hióideo:** Este nervo faz sinapse com o músculo estilo-hióideo. A contração deste músculo puxa o osso hioide para cima.
> **Ramos interparotídeos:** Os ramos temporais, sigmóides, vestibulares, da borda mandibular e cervicais do nervo motor interparotídeo (glândulas salivares na frente da orelha) são separados.
> **Temporal: Faz** sinapse com os músculos fronto-occipitais, os músculos perioculares e os músculos do sulco da sobrancelha.
> **Zigmóide:** Sinapses com os músculos perioculares.
> **Bucal: Faz** sinapse com os músculos sigmóides, à volta do lábio e da bochecha.
> **Margem mandibular:** Sinapses com os músculos depressores do lábio, os músculos laterais do queixo e os músculos médios do queixo.
> **Cervical: Faz** sinapse com os músculos cutâneos do pescoço ou "Músculo Platisma".

**A função do ramo sensorial do nervo craniano facial**

O axónio sensorial dos neurónios da corda do tímpano faz sinapse com receptores gustativos nos dois terços faríngeos da língua. A ligação dos estímulos gustativos (salgado, doce, amargo e umami) aos canais iónicos na superfície dos receptores de membrana está associada à geração de potenciais de ação. Esta corrente eléctrica é transferida para a fibra sensorial aferente na sinapse da célula gustativa e chega ao centro de controlo da ponte cerebral através do nervo facial.

**A função das fibras parassimpáticas juntamente com os sete nervos cranianos**

As fibras parassimpáticas do nervo facial, juntamente com a medula púbica e o nervo petroso maior, entram na face. Os ramos do nervo petroso maior fazem sinapse com as glândulas lacrimais e as glândulas mucosas da boca, do nariz e da faringe. A estimulação parassimpática aumenta a secreção de lágrimas nos olhos e na membrana mucosa da boca, do nariz e da garganta. Os ramos parassimpáticos da corda bucal fundem-se com o nervo sublingual (ramo do nervo trigémeo) e formam o gânglio submandibular. As fibras de saída deste gânglio controlam as glândulas salivares sublinguais e submandibulares. A estimulação parassimpática aumenta a secreção de saliva (com uma maior percentagem de água).

**Nervo vestibular coclear**

O nervo vestibular é o oitavo nervo craniano e é um tipo de nervo sensorial que transmite informações do ouvido interno para o cérebro e é composto pelo axónio de neurónios bipolares. O ramo vestibular transmite a mensagem nervosa dos receptores sensoriais de equilíbrio no ouvido interno para os núcleos vestibulares do mesencéfalo e da ponte, e o ramo coclear transmite a informação dos receptores auditivos cocleares para os núcleos dorsal e ventral do cerebelo.

Os ramos vestibular e coclear deste nervo fundem-se na ponte, e o NC VI sai do crânio através da fossa acústica interna no osso temporal. Na parte distal da cavidade acústica, as duas fibras nervosas são novamente separadas. A mensagem do ramo coclear destes nervos é necessária para regular o equilíbrio do corpo ao caminhar e a mensagem do ramo vestibular é necessária para compreender o som do ambiente.

> **A audição:** A colisão das ondas sonoras com os ossos do ouvido médio (ossos do martelo, da bigorna e do estribo) provoca a vibração destes ossos. A vibração do estribo é transmitida para o forame oval (o início do ouvido interno). No ouvido interno, a energia das ondas sonoras é convertida em energia mecânica que movimenta o líquido perilinfa do ducto coclear. O movimento da perilinfa exerce pressão. A pressão exercida sobre a membrana vestibular leva ao movimento da endolinfa. O movimento deste líquido move os cílios das células ciliadas (receptores auditivos) e os canais iónicos da sua membrana são abertos. A entrada de iões está associada à alteração do potencial das células ciliadas e à criação de uma corrente eléctrica. Esta corrente eléctrica é transferida das células ciliadas para os neurónios bipolares do nervo coclear.

> **Manutenção do equilíbrio:** O canal vestibular tem uma estrutura semelhante à do canal coclear. A posição desta estrutura em relação ao eixo do corpo provoca o movimento da perilinfa desta estrutura devido ao movimento horizontal e rotacional da cabeça. As células ciliadas da estrutura têm 8 sinapses com o ramo vestibular do nervo craniano. O movimento da perilinfa do canal vestibular leva ao movimento da endolinfa e do mesentério das células ciliadas. A diferença de potencial criada nas células ciliadas é transmitida ao cerebelo sob a forma de uma mensagem nervosa. A mensagem nervosa desta parte do ouvido médio

ajuda a compreender a posição do espaço da cabeça e o seu movimento.

**Nervo lingual faríngeo**

O nervo lingual-faríngeo é outro nervo craniano misto que consiste em fibras nervosas sensoriais, motoras e parassimpáticas. Este nervo parte dos núcleos ambíguos, do núcleo salivar inferior dos núcleos espinhais do nervo trigémeo e do núcleo solitário na medula do tronco cerebral. Este nervo, paralelo à cavidade craniana, atinge a abertura hipofaríngea a partir da medula e sai do crânio. O ramo temporal do NC IX separa-se nesta abertura. Os corpos celulares dos neurónios sensoriais deste nervo reúnem-se nos gânglios inferior e superior (petros).

O nervo lingual-laríngeo lateral (parte ântero-lateral) da artéria carótida interna atinge as partes inferiores do pescoço. Dois ramos sensoriais e motores do músculo lanceolado inferior da faringe são separados deste nervo. O ramo motor faz sinapse com o músculo lanceolado da faringe e o ramo sensorial (nervo do seio carotídeo) com os corpos cartilagíneos. O ramo principal do nervo passa pelos músculos constritores superior e médio da faringe e entra na faringe. O nervo craniano 10 na faringe divide-se em ramos lingual, tonsilar e faríngeo.

**Função dos nervos cranianos**

O ramo sensorial deste nervo tem uma sinapse com as células gustativas do primeiro terço da língua e transmite a mensagem nervosa destes receptores químicos ao cérebro. A parte motora deste nervo tem uma sinapse com o músculo estiloide-faríngeo. Ao estimular o nervo lingual-faríngeo, a contração deste músculo reduz o comprimento da faringe e aumenta o seu comprimento, ajudando a fechar a laringe durante a deglutição de alimentos. As fibras parassimpáticas deste nervo fazem sinapse com as células das glândulas parótidas. A estimulação parassimpática aumenta a secreção salivar, incorporando mais água.


**Nervo vago**

O nervo vago é o 10º nervo craniano e é um nervo misto que transmite mensagens nervosas entre o sistema nervoso central e os órgãos do pescoço e do tronco. Ele dividiu o trajeto deste nervo desde o cérebro até aos órgãos viscerais em quatro regiões: Cabeça, pescoço, tórax e abdómen.

- **Cabeça:** este nervo parte da medula do tronco cerebral e sai da abertura subglótica do crânio juntamente com o 9.º e o 11.º nervos cranianos (nervo sublingual-faríngeo e nervo para-faríngeo). O ramo sensorial (ramo auditivo) deste nervo está separado fora do crânio c forma os rcccptorcs sensoriais da parte posterior do canal auditivo e do ouvido externo.

- **Pescoço:** O nervo vago no pescoço passa através da bainha da carótida e atinge as partes inferiores do pescoço junto à veia jugular interna e à artéria carótida comum. Os ramos da faringe (o nervo motor dos músculos da faringe e a placa mole do céu da boca), a laringe superior (o nervo motor do músculo cricotiroideu e o nervo sensorial da área faringo-laríngea e a parte superior da laringe) e o ramo direito do nervo laríngeo recorrente (o nervo motor dos músculos internos da laringe) nesta área de O nervo vago é separado. No final do pescoço, este nervo divide-se em dois ramos, o vago direito e o vago esquerdo.

- ➢ **Vago direito:** Este nervo passa à frente da artéria clavicular e atrás da articulação clavícula-femoral e entra no tórax.
- ➢ **Vago esquerdo:** Este nervo entra no tórax passando entre a artéria carótida comum esquerda e a artéria clavicular esquerda e por trás da articulação clavícula-femoral.
- ➢ **Tórax:** Os ramos direito e esquerdo do vago no tórax formam a rede nervosa esofágica. Esta rede controla o movimento dos músculos lisos da parede do esófago. O ramo do nervo esquerdo do nervo laríngeo recorrente e os nervos cardíacos estão separados do vago nesta área.
- ➢ **Nervo laríngeo recorrente esquerdo:** Este ramo do nervo vago, juntamente com o ramo laríngeo recorrente direito, controla os músculos internos da laringe.
- ➢ **Nervos cardíacos:** O ramo motor deste nervo regula os batimentos cardíacos e o ramo sensorial forma os receptores mecânicos e químicos do órgão.
- ➢ **Nervo abdominal:** O nervo vago passa através da fenda esofágica no diafragma e divide-se em três ramos: gástrico ou gástrico, intestinal ou siálico e hepático ou hepático.
- ➢ **Ramo vagal gástrico:** Os ramos vagais direitos formam o plexo ventral dorsal (superfície dorsal-inferior do estômago) e os ramos vagais esquerdos formam o plexo ventral anterior (superfície anterior-superior do estômago). Estas duas redes inervam o piloro do estômago, o duodeno e as artérias renais e mesentéricas superiores.
- ➢ **Ramo vagal siálico:** Este ramo está separado do ramo vago direito e os seus ramos fornecem nervos ao pâncreas, rins, baço, intestino e glândulas supra-renais.
- ➢ **Ramo hepático do vago:** Este ramo é separado do vago esquerdo e inerva o fígado.

**Função do décimo nervo craniano**

O nervo vago é constituído por fibras nervosas sensoriais, motoras e parassimpáticas com diferentes órgãos-alvo.

> **Função sensorial vagal:** Os neurónios sensoriais vagais são compostos por fibras somáticas e viscerais. As fibras somáticas transmitem mensagens nervosas da pele e dos músculos, e as fibras viscerais transmitem mensagens nervosas dos órgãos internos para o sistema nervoso central. Além disso, os neurónios eferentes dos receptores gustativos na epiglote e na ponta da língua são os ramos sensoriais do nervo vago.

> **Função motora vagal:** Os neurónios motores do nervo vago fazem sinapse com os músculos esqueléticos da faringe e da laringe. A contração destes músculos devido à estimulação do vago leva ao fecho da laringe durante a deglutição e à transferência da mordida da faringe para o esófago.

> **Função parassimpática:** As fibras parassimpáticas do nervo vago inervam os órgãos digestivos, o coração e os pulmões. Estas fibras são compostas por nervos aferentes e eferentes.

> **Coração:** Os neurónios parassimpáticos fazem sinapse com as células do nódulo sino-atrial e do nódulo átrio-ventricular. A estimulação parassimpática reduz a frequência cardíaca em repouso (60 a 80 batimentos por minuto) através da redução do potencial de membrana destas células. A lesão deste nervo está associada a um aumento da frequência cardíaca até 100 batimentos por minuto.

> **Sistema digestivo:** As fibras parassimpáticas fazem sinapse com as células musculares lisas e as glândulas da parede do tubo digestivo. A estimulação simpática aumenta os movimentos de defumação dos órgãos digestivos e a secreção das glândulas (suco gástrico, suco intestinal e muco). A maior parte das fibras nervosas simpáticas está localizada nesta secção. Por este motivo, o sistema nervoso parassimpático é designado por

sistema "Descansar e Digerir".

> **Pulmão:** As fibras parassimpáticas vagais fazem sinapse no pulmão com as células musculares lisas e as glândulas mucosas do trato respiratório (traqueia e bronquíolos). A estimulação simpática aumenta a secreção de muco das glândulas e reduz o diâmetro das vias respiratórias.

**Nervo sub-craniano**

O nervo acessório é o décimo primeiro nervo craniano e um dos tipos de nervos motores. Este nervo transmite a mensagem do sistema nervoso central aos músculos esterno-torácicos e trapézio do pescoço. Este nervo é constituído por duas partes, uma espinal e outra craniana.

> **Medula espinal:** Os neurónios desta medula partem da primeira à quinta ou sexta raízes (C1-C5/C6) da medula espinal. As fibras que saem da medula espinal formam uma fibra nervosa e entram na cavidade craniana através do forame magno. Depois passam pela fissura craniana e saem pela abertura hipofaríngea. Este nervo move-se ao lado da artéria carótida interna no pescoço e faz sinapse com o músculo esterno-peitoral e o músculo trapézio.

> **Parte craniana:** O ramo craniano do nervo craniano 10 é mais pequeno e parte da parte lateral da medula oblonga no tronco cerebral. Os neurónios desta fibra deixam o crânio a partir da abertura hipofaríngea juntamente com as fibras da medula espinal. As fibras nervosas desta secção fundem-se com as fibras do nervo vago no gânglio inferior do nervo vago. Por este motivo, a parte craniana dos nervos cranianos é considerada a 10ª parte dos nervos vagos.

**Função dos nervos sub-cranianos**

O músculo esterno-peitoral parte do apêndice mastoide do osso temporal e liga-se à cabeça do esterno (menbório) e ao terço médio da clavícula. A contração de cada músculo esterno-peitoral devido à estimulação do nervo acessório ajuda a rodar e a dobrar o pescoço no eixo horizontal (esquerda e direita). Além disso, a contração simultânea dos músculos esterno-peitorais dobra o pescoço para a frente e para trás. O músculo trapézio do pescoço parte da base do osso do crânio e do apêndice cuneiforme das vértebras C7-T12 e liga-se ao terço lateral da clavícula e ao apêndice acrómio da omoplata. Este músculo é composto por fibras superiores, médias e inferiores que se contraem em resposta à estimulação do nervo acessório e ajudam a mover o membro superior. A contração das fibras superiores deste músculo da escápula está associada à elevação e rotação da escápula à medida que o braço se afasta do corpo. As fibras médias do osso do ombro puxam-no para trás e as fibras inferiores deste osso puxam-no para baixo.

**Nervo craniano sublingual**

O nervo sublingual é o último nervo craniano (NC XII) e é um tipo de nervo motor. Este nervo faz sinapse com os músculos esqueléticos internos e externos da língua, exceto o músculo palatoglosso (inervado pelo vago) e os músculos geniohióideos. Os neurónios motores do nervo sublingual partem do núcleo sublingual na medula oblíqua do tronco cerebral e deslocam-se no espaço subaracnoideu a partir da área lateral da depressão dorsal do crânio. Estes neurónios saem do crânio a partir do canal sublingual no osso occipital. As fibras nervosas de C1 ou C2 unem-se a estes nervos no pescoço. Os dois nervos não se fundem e continuam o seu trajeto apenas numa bainha comum. Depois, para entrar na língua, passam por baixo do ângulo da mandíbula e das artérias carótidas interna e externa e entram na língua a partir da extremidade da faringe.

**Função do nervo sublingual**

Neurónios do nervo sublingual com sinapse "Genioglossus" (genioglosso), "Hyoglossus", "Styloglossus", "músculos longos superior e inferior" (logitodinal | longitudinal superior e inferior), "Transversal" e "Vertical".

- ➢ **Músculos queixo-linguais:** Este músculo grosso e grande dá a forma geral à língua. Este músculo contrai-se para que a língua saia da boca e para que a língua volte para trás.
- ➢ **Músculo lami-lingual:** Este músculo está localizado no pavimento da cavidade oral e na zona lateral do músculo genio-hióideo. A contração deste músculo ajuda a comprimir e a retrair a língua.
- ➢ **Músculo lombar-lingual:** Um par de músculos lancinantes-linguais está localizado em ambos os lados da cavidade faríngea e oral. A contração destes músculos ajuda a comprimir e a elevar a língua.
- ➢ **Músculos intrínsecos:** Os músculos longos superior e inferior, o músculo transverso e o músculo vertical são os músculos internos da língua, cuja contração ajuda a mastigar os alimentos, a falar e a engolir os alimentos. A contração destes músculos desempenha um papel na elevação e abaixamento do ápice, na abertura e retração, e na redução e aumento do diâmetro da superfície da língua. Todos estes movimentos são efectuados em resposta à estimulação do 12º nervo craniano. O nervo sublingual controla os músculos internos e externos da língua.

**Gânglio do nervo craniano**

Gânglio (plural: Ganglia) é o local onde o corpo celular se acumula e onde os neurónios fazem sinapse entre si no sistema nervoso periférico. Os gânglios dos nervos cranianos são bilaterais e são formados pelos corpos celulares dos neurónios sensoriais e parassimpáticos desses nervos. O corpo celular dos neurónios motores está localizado no sistema nervoso central.

**Gânglio parassimpático dos nervos cranianos**

O gânglio ciliar, o gânglio pterigopalatino, o gânglio do ouvido ou gânglio ótico e o gânglio submandibular são os locais onde se acumulam os corpos celulares das fibras parassimpáticas dos nervos cranianos. A fibra nervosa que leva a mensagem para fora do tronco cerebral é chamada de fibra pré-ganglionar e a fibra nervosa que leva a mensagem do gânglio para o órgão-alvo é chamada de fibra pós-ganglionar.

> **Gânglio ciliar:** Este gânglio é uma estrutura de 1 a 2 mm atrás do globo ocular, que consiste no corpo celular de cerca de 2.500 neurónios. Os neurónios pós-ganglionares desta estrutura fazem sinapse com os músculos do esfíncter pupilar e os músculos ciliares. A estimulação parassimpática desses dois músculos faz com que o diâmetro da pupila diminua e o cristalino se torne mais convexo. As fibras parassimpáticas deste gânglio são ramos do 3º nervo craniano.

> **Gânglio pterigopalatino:** Este gânglio está localizado na depressão pterigopalatina (na depressão fronto-temporal e atrás da maxila). As fibras pré-ganglionares desta estrutura são os ramos parassimpáticos dos nervos faciais. As fibras pós-

ganglionares da pterigoplatina fazem sinapse com as células das glândulas lacrimais do olho e da mucosa nasal.

> **Gânglio auricular:** Este gânglio é uma pequena estrutura oval (2 a 3 mm) que está localizada sob o forame oval na depressão superior do osso temporal. As fibras pós-ganglionares da orelha fazem sinapse com as células das glândulas parótidas.
> **Gânglio submandibular:** Este pequeno gânglio fusiforme está localizado acima das glândulas submandibulares, no músculo glossofaríngeo e perto da parte dorsal do músculo milo-hióideo do pescoço. As fibras pré-ganglionares submandibulares são o ramo simpático do 3º nervo craniano.

**Gânglio sensorial dos nervos cranianos**

Os gânglios do trigémeo, geniculado, espiral, vestibular, sublingual superior e inferior e vagal superior e inferior são locais onde se acumulam os corpos celulares dos neurónios sensoriais dos nervos cranianos. As fibras aferentes primárias destas fibras fazem sinapse com as fibras aferentes secundárias e transmitem a mensagem dos receptores sensoriais dos órgãos da cabeça, do pescoço e do tronco.

> **Gânglio do trigémeo:** O gânglio trigeminal (NC V) é o local onde o corpo celular dos neurónios sensoriais (falsos unipolares) do nervo trigeminal se acumula na fossa trigeminal (uma cavidade criada pela dura-máter).
> **Gânglio genital:** Este gânglio é o local onde se encontram os neurónios sensoriais (falsos unipolares) do nervo facial (NC VII) no canal facial. As fibras nervosas deste gânglio transmitem ao tronco cerebral a mensagem nervosa dos receptores gustativos dos dois terços anteriores da língua, dos receptores sensoriais da pele, da superfície mole da boca e da mucosa nasal.

- **Gânglio espiral:** Este gânglio é o local onde se reúnem os corpos celulares dos neurónios sensoriais (bipolares), que recebem a mensagem nervosa das células ciliadas do canal coclear no ouvido interno e a transmitem ao cérebro. Este gânglio está localizado no ouvido interno.

- **Gânglio vestibular:** O gânglio vestibular ou Scarpa é o local onde se acumulam os corpos celulares dos neurónios bipolares do nervo vestibular e está situado no canal auditivo do ouvido interno. As vesículas citoplasmáticas destes neurónios fazem sinapse com as células ciliadas do ouvido interno.

- **Gânglio sublingual superior:** Este gânglio é o local onde se encontram reunidos os neurónios sensoriais do 12º nervo craniano, que se situa na abertura subglótica. O tamanho deste gânglio é mais pequeno do que o do gânglio sublingual inferior. As fibras nervosas deste gânglio transmitem a mensagem nervosa do ouvido médio e da membrana timpânica para o tronco cerebral.

- **Gânglio sublingual inferior ou petroso:** Este gânglio está localizado abaixo do gânglio sublingual superior e na abertura hipofaríngea. Os falsos neurónios unipolares deste gânglio transmitem ao tronco cerebral as mensagens nervosas das papilas gustativas do último terço da língua, dos receptores sensoriais periféricos da placa mole, das amígdalas palatinas, da parte superior da faringe e da trompa de Eustáquio, dos barorreceptores do seio carotídeo e das células glomerulares de tipo I dos corpos carotídeos.

- **Gânglio vago superior ou subglótico:** Este gânglio está localizado na abertura subglótica e é o local onde se acumula o corpo celular dos neurónios sensoriais (unipolares) do 10º nervo craniano. Estes neurónios transmitem mensagens nervosas dos receptores sensoriais periféricos do canal auditivo externo e do tímpano para o tronco cerebral.

> **Gânglio vagal inferior:** Este gânglio está localizado na abertura hipofaríngea, tal como os gânglios vagais sublingual e superior. Os neurónios unipolares deste gânglio transmitem ao mesencéfalo as mensagens nervosas dos receptores gustativos da epiglote e da faringe, dos corpos aórticos, do arco aórtico do canal alimentar e do trato respiratório.

**Paralisia do nervo craniano**

Nas secções anteriores, explicámos que 12 nervos cranianos estão ligados a um grande número de órgãos da cabeça, do pescoço e do tronco. Por este motivo, a disfunção de qualquer um deles pode estar associada à falha completa da função do órgão. A paralisia dos nervos cranianos significa a desconexão do órgão periférico com o sistema nervoso central e a interrupção da transmissão da corrente eléctrica. Esta perturbação pode ser completa ou parcial e temporária ou permanente. Os danos físicos (traumatismos), as lesões, as mutações genéticas e a compressão dos nervos são algumas das perturbações que conduzem à paralisia dos nervos cranianos.

> **Paralisia do nervo craniano 1:** Os tumores do osso etmoide, os tumores da mucosa nasal e os traumatismos cranianos graves estão associados a lesões do NC I e à perda do olfato.

> Paralisia do nervo **craniano 2:** A paralisia do nervo ótico do olho esquerdo ou direito leva à cegueira completa de cada olho (cegueira monocular ou monocular). A paralisia do quiasma visual devido à pressão de tumores à volta do quiasma impede a mensagem nervosa da área nasal da retina do olho esquerdo e

direito para o centro de controlo da visão. Esta perturbação é designada hemianopia bitemporal. O aneurisma das artérias carótidas internas (perto do quiasma ótico) exerce pressão sobre o ramo do nervo que sai da retina temporal e impede a transmissão de mensagens nervosas desta parte para o centro de controlo visual. Esta perturbação é designada por hemianopia nasal. A lesão do nervo ótico após o quiasma ótico leva a hemianopia homónima esquerda (perda do campo visual esquerdo de ambos os olhos) e direita (perda de ambos os olhos). A lesão das fibras nervosas da metade superior da retina no cérebro leva à cessação do envio de mensagens nervosas da metade inferior da retina para o córtex cerebral e à perturbação da hemianopsia do quadrante inferior esquerdo ou direito (paralisia de um nervo) e da hemianapsia da metade inferior esquerda ou direita (paralisia de ambos os nervos). A lesão das fibras nervosas da metade inferior da retina leva à cessação do cnvio dc mensagens nervosas da metade superior da retina para o córtex cerebral e à perturbação da hemianopsia do quadrante superior esquerdo ou direito (paralisia de um nervo) e da hemianapsia da metade superior esquerda ou direita (paralisia de ambos os nervos).

➤ **Paralisia do nervo craniano 3:** A síndrome de Weber é uma das doenças do sistema nervoso central que ocorre devido a traumatismo craniano, infeção cerebral, desmielinização de neurónios ou tumores na parte média do cérebro médio. Esta doença ocorre na saída do nervo motor do olho e pode estar associada à paralisia deste nervo. Neste caso, a pessoa fica paralisada do lado oposto (a lesão do nervo de saída direito leva à paralisia motora do olho esquerdo). A petusia, a protrusão do olho inferior e a dilatação da pupila são causadas pela paralisia do 3º nervo craniano.

➢ **Petusia:** Nesta doença, a ligação dos neurónios motores estabelece-se com os músculos circulares do olho e com os músculos das pálpebras. Como resultado, a pessoa sofre de pálpebras descaídas.

➢ **Protrusão inferior do olho:** A paralisia dos ramos do 3º nervo craniano, que fazem sinapse com os músculos rectos superior, inferior e médio e com o músculo oblíquo inferior, provoca uma queda e uma protrusão do olho em repouso (sem movimento).

A paralisia do 3º e 4º nervos cranianos está associada a uma mudança na direção do globo ocular. Estes nervos fazem sinapse com os músculos esqueléticos extra-oculares.

➢ **Paralisia do nervo craniano 4:** Danos capilares devido a diabetes ou aumento da pressão arterial, formação de coágulos na cavidade sinusal e aumento da pressão intracraniana levaram a danos nos nervos espinhais e à interrupção da transmissão de mensagens nervosas do tronco cerebral para o músculo oblíquo superior. Como resultado, a pessoa tem diplopia vertical.

➢ **Paralisia do 6º nervo craniano:** A paralisia do 6º nervo craniano é causada pelo aumento da pressão sobre os neurónios do mesencéfalo, pela diabetes e pela formação de coágulos na cavidade sinusal. Nesta doença, a paragem da mensagem nervosa do tronco cerebral para o músculo médio direito leva a uma perturbação do movimento do globo ocular do lado do nariz. A paralisia do nervo distal leva à diplopia.

➢ **Paralisia do 5º nervo craniano:** O aumento da pressão sanguínea e as doenças arteriais são a principal causa de danos e de aumento da pressão externa sobre os neurónios deste nervo.

A paralisia deste nervo leva à perda do sentido do paladar, à redução do poder de contração dos músculos da mastigação e à perturbação do refluxo da córnea.

- ➤ **Paralisia** do **nervo craniano 7:** A "paralisia de Bell" é uma das doenças auto-imunes causadas pela infeção do "Vírus Herpes Simplex 1" (HSV1). Nesta doença, as células imunitárias segregam anticorpos contra os neurónios do nervo facial. A inflamação e o edema causados pela resposta imunitária no canal acústico criam pressão sobre as fibras do nervo facial e perturbam a transmissão das mensagens nervosas. Esta doença está associada à diminuição do paladar, ao aumento da sensibilidade ao som, ao abaixamento das sobrancelhas, ao facto de não mover uma parte dos lábios, de não fechar completamente os olhos e de sentir a temperatura, o toque ou a dor na face.
- ➤ **Paralisia do 9º nervo craniano:** os 9º, 10º e 11º nervos cranianos saem da abertura hipofaríngea. Por este motivo, qualquer lesão (tumor meníngeo ou lesão física) nesta zona está associada à paralisia destes três nervos. A paralisia destes nervos está associada a problemas de fala, deglutição e digestão.

**Métodos de avaliação do movimento**

Quais são os métodos de avaliação do movimento? Sabe quem precisa de uma avaliação do movimento? Já alguma vez suspeitou de perturbações do movimento no seu filho? Além disso, no caso das crianças e dos adolescentes, a avaliação deve ser efectuada com métodos especiais.

**O que é a avaliação do movimento?**

Em algumas doenças e perturbações, é necessário verificar o sistema funcional do corpo. O exame do sistema de desempenho motor é utilizado para vários fins na avaliação de problemas clínicos. Esta avaliação tem diferentes métodos. As avaliações podem incluir medições da força muscular, da flexibilidade muscular, do equilíbrio, da coordenação muscular e da precisão motora. Para esta avaliação, são normalmente utilizados diferentes instrumentos e testes.

**Reforçar a motricidade fina**

**Quais são os métodos de avaliação do movimento?**

Existem dois métodos práticos importantes para observar e avaliar os problemas de movimento das pessoas com deficiências físicas:

❖ Avaliação funcional do movimento;
❖ Avaliação funcional do movimento com base em ocupações individuais.

Na avaliação funcional, o terapeuta utiliza uma série de testes padrão ou movimentos específicos para avaliar a amplitude de movimento da articulação pretendida, a força de um músculo ou grupo muscular específico e o controlo motor, mas na avaliação funcional baseada na ocupação, a observação da ocupação (saudável e lesionada) é utilizada por referências para testar os casos acima referidos. Por exemplo, para testar a amplitude de movimentos de rotação externa e abdução da articulação do ombro, e rotação externa da articulação escapulotorácica, bem como a força e resistência dos músculos trapézio e serrátil anterior, assim como a coordenação dos referidos movimentos, há duas coisas a fazer:

❖ Utilizando o primeiro método de avaliação (avaliação funcional do movimento), pedir à pessoa que coloque a palma da mão na parte de trás da cabeça.

❖ Utilizando o segundo método de avaliação (avaliação com base nas ocupações da pessoa), utilize uma ocupação em que os movimentos e músculos acima mencionados desempenhem um papel essencial, por exemplo, verifique se a pessoa é capaz de se pentear ou não?

Aqui é necessário explicar que a terapia ocupacional ou "Terapia Ocupacional" é adaptada da palavra ocupação. A ocupação é um conjunto de actividades de movimento e mentais que uma pessoa realiza durante o dia e a noite sob a forma de actividades de vida diária, actividades de trabalho, educação, participação social, actividades de lazer, jogo, descanso e sono, em vários ambientes e condições.

**Que elementos são examinados na avaliação motora?**

> **Teste de equilíbrio:** Estes testes são utilizados para medir o equilíbrio de uma pessoa. Normalmente, estes testes incluem a realização de diferentes movimentos de equilíbrio em diferentes condições, como numa superfície plana, numa base, com os olhos fechados e com os olhos abertos.

> **Teste de força:** Estes testes são utilizados para medir a força de diferentes músculos do corpo. Por exemplo, o teste de pressão é utilizado para medir a força dos músculos das costas e das mãos. Esta secção pode ser diferente para cada pessoa em função da sua doença.

> **Teste de flexibilidade:** Estes testes são utilizados para medir a flexibilidade dos músculos em diferentes condições.

> **Teste de coordenação motora e de precisão:** Estes testes são utilizados para medir a coordenação motora e a precisão motora

de uma pessoa. Por exemplo, testes de condução de bola, testes de movimento de braços e pernas, testes de equilíbrio e outros desafios de movimento. A realização de cada um dos testes e a utilização de métodos adequados serão efectuadas sob a supervisão de um especialista. Por isso, nalgumas situações, é concebido exclusivamente para cada pessoa.

**Com que objetivo é recomendada a avaliação do movimento?**

Poderá estar a perguntar-se para que é que um terapeuta ocupacional o recomendaria? A este respeito, podemos mencionar as suas vantagens:

> ➢ Prevenção de lesões de movimento subsequentes;
> ➢ Identificação das perturbações do movimento;
> ➢ Avaliação da função das articulações do corpo.

Se as perturbações do movimento não forem detectadas ou se forem detectadas tardiamente, podem causar mais lesões e agravar os danos.

A avaliação sensorial (em inglês: Sensory Evaluation ou Sensory analysis) é um método científico para revelar, medir, analisar e interpretar as reacções humanas aos produtos de consumo, que são causadas pelos cinco sentidos humanos, nomeadamente a visão, o olfato, o paladar, o tato e a audição. Estes são percepcionados. A avaliação sensorial requer a aplicação de princípios de conceção experimental e a análise estatística destas reacções. Neste método, os produtos testados são analisados por painéis de avaliadores humanos e as suas respostas são registadas. Em seguida, os dados registados são analisados utilizando técnicas estatísticas. Por fim, são tiradas conclusões com base nos resultados sobre os produtos testados, que fornecem informações aos seus fabricantes. A maioria das grandes empresas de bens de consumo tem departamentos dedicados à análise sensorial.

**Os testes sensoriais dividem-se principalmente em duas categorias**

> Testes analíticos (trata de factos objectivos sobre produtos);
> Testes afectivos (tratam de factos subjectivos, como as preferências das pessoas).

**Ensaios analíticos**

Estes tipos de testes são utilizados para obter factos objectivos sobre os produtos, desde testes básicos de diferenciação (por exemplo, examinar a presença ou ausência de diferenças entre dois ou mais produtos) até testes descritivos (por exemplo, determinar as características de dois ou mais produtos). O tipo de painel necessário para estes tipos de testes é normalmente um painel treinado. Existem diferentes tipos de testes sensoriais. O tipo mais antigo é o perfil sensorial. Neste teste, cada avaliador descreve todos os produtos utilizando um questionário. Este questionário inclui uma lista de descritores (como o amargor, a acidez, etc.). Os avaliadores pontuam cada descritor de acordo com a intensidade que percepcionam no produto avaliado (por exemplo, 0 = Muito fraco a 10 = Muito forte).

**Testes afectivos**

Os testes afectivos, também conhecidos como testes de consumo, tratam de informações subjectivas ou da forma como os produtos são aceites pelos consumidores. Normalmente, para este tipo de testes, são utilizados grandes painéis (50 ou mais pessoas) de pessoal não treinado ou de leigos. Existem vários tipos destes testes: testes de comparação emparelhados (por exemplo, qual das amostras A e B prefere?) a questionários estruturados relacionados com o grau de aceitação de cada caraterística do produto (por exemplo, "Por favor" Avalie o "aroma frutado" da amostra fornecida: Não gosto, é indiferente, gosto).

**Teste do reflexo acústico**

O teste do reflexo acústico mede o movimento do tímpano em resposta a um som forte. O teste do reflexo acústico pode ser útil na investigação de certos tipos de perda auditiva em condições em que o doente é suspeito. Por vezes, este teste também indica uma patologia do sistema nervoso central.

**O que é o reflexo acústico?**

O reflexo acústico é também conhecido como reflexo coclear, reflexo auditivo do ouvido médio ou reflexo do ouvido interno. É uma contração muscular involuntária que ocorre no ouvido médio em resposta a estímulos sonoros fortes ou quando uma pessoa começa a gritar. Quando se depara com um estímulo sonoro forte, o músculo estapédio do ouvido contrai-se. A contração deste músculo dobra a parte anterior do estribo e aperta a cadeia óssea. Todos estes acontecimentos são designados por reflexo acústico.

**Para que serve o reflexo acústico?**

O reflexo acústico aumenta a resistência na transmissão do som para o ouvido interno. A dimensão deste reflexo é medida por sondas no interior do canal auditivo.

**O que é o teste do reflexo acústico?**

O teste do reflexo acústico examina se a contração do músculo estapédio é mantida ou enfraquecida durante uma estimulação contínua (normalmente cerca de 10 segundos). Este teste é normalmente efectuado a frequências de 500 Hz e 1000 Hz.

**Reflexo acústico para audiometria pediátrica (ART)**

O Limiar do Reflexo Acústico (ART) ajuda os audiologistas e otorrinolaringologistas a testar o funcionamento adequado do ouvido médio em bebés e crianças, testando o reflexo natural do ouvido para reduzir o volume de sons muito altos.

**O que posso esperar do Acoustic Reflex for Pediatric Audiometry (ART)?**

O limiar do reflexo acústico é determinado aproximadamente pela timpanometria. De facto, estes dois testes são frequentemente realizados em conjunto. Durante o ART, o audiologista introduz um som forte (80 dB) para testar o reflexo acústico do seu filho. Certos músculos do ouvido interno contraem-se normalmente com sons entre 65 e 95 decibéis. Se o reflexo começar num decibel mais alto ou não ocorrer de todo, pode ser sinal de uma doença neurológica. O teste do limiar do reflexo acústico permite ao audiologista saber se o reflexo acústico do seu filho está a funcionar corretamente.

Nos mamíferos, o reflexo vocal é desencadeado por sons altos. Nos seres humanos, o intervalo situa-se normalmente entre 65 dB e 95 dB. Os músculos do ouvido interno contraem-se para proteger o tímpano de danos. O audiologista ajusta o volume para cima e para baixo para determinar o ponto de ativação do reflexo. Um resultado normal significa que o seu filho está dentro dos limites normais. Um ART anormal pode indicar uma perturbação neurológica ou uma lesão do nervo. Tal como acontece com a timpanometria, um ART anormal significa que são necessários mais testes.

**Reflexo acústico da gravidez**

A posição fetal desfavorável durante a ecografia obstétrica diagnóstica pode interferir com a visualização de certas estruturas e levar a exames prolongados ou repetidos. A estimulação sonora do feto provoca o reflexo acústico do feto e aumenta os movimentos do feto. O reflexo acústico do feto para estimular o movimento do feto ajuda muito a melhorar a visualização do feto. Em 28 semanas ou mais de gravidez, a taxa de sucesso é de 94,1% e em 30 segundos ou menos em 70,6% dos casos. O reflexo acústico fetal pode ser um complemento valioso da ecografia diagnóstica em obstetrícia e ginecologia.

**Avaliação do reflexo acústico**

Frequentemente, o reflexo acústico é testado com timpanometria. A contração do músculo estapédio aperta o ouvido médio, reduzindo assim a quantidade de som que entra no ouvido médio. Isto pode ser medido graças à timpanometria. O reflexo estapediano pode ser medido com a velocimetria laser Doppler. Uma vez que o músculo estapédio é inervado pelo nervo facial. A medição do reflexo pode ser utilizada para determinar a localização da lesão no nervo. Se a lesão for distal ao músculo estapédio, o reflexo continua a ser funcional. A medição do reflexo também pode ser utilizada para demonstrar uma lesão retro-coclear (por exemplo, schwannoma vestibular).

O reflexo acústico geralmente ocorre apenas em intensidades

relativamente altas. A contração dos músculos do ouvido médio para sons mais baixos pode indicar uma disfunção do ouvido, como a síndrome do tensor tónico do tímpano. A via envolvida no reflexo acústico é complexa e pode envolver a cadeia óssea (martelo, bigorna e estribo), a cóclea (órgão da audição), o nervo auditivo, o tronco cerebral, o nervo facial, o complexo olivar superior e o núcleo coclear. Consequentemente, a ausência de um reflexo vocal, por si só, pode não ser conclusiva na identificação da origem do problema.

**Ataxia**

Ataxia é um termo utilizado para designar um grupo de doenças neurológicas. Existem vários tipos de ataxias, incluindo: Ataxia telangiectasia (AT), ataxia episódica, ataxia de Friedreich, atrofia de múltiplos sistemas (MSA) e ataxia espinocerebelar. Esta doença ocorre quando uma parte do cérebro chamada cerebelo é danificada. Não há cura para a ataxia, mas os sintomas podem ser tratados.

**O que é a ataxia?**

Ataxia é um termo que designa um grupo de doenças neurológicas (doenças relacionadas com o sistema nervoso) que afectam o movimento e a coordenação. As pessoas com ataxia têm frequentemente problemas de equilíbrio, coordenação, deglutição e fala. A ataxia é geralmente causada por lesões na parte do cérebro que coordena os movimentos (o cerebelo). A ataxia pode ocorrer em qualquer idade. É geralmente progressiva, o que significa que pode piorar com o tempo. É uma doença rara que afecta cerca de 150.000

pessoas nos Estados Unidos.

**Diferentes tipos de ataxias**

Existem diferentes tipos de ataxias. Os sintomas e as suas causas determinam a classificação. Conhecer o tipo de ataxia pode ajudar os médicos a avaliar a doença e a determinar um plano de tratamento.

- ➢ **Ataxia telangiectasia (AT):** Também conhecida como síndrome de Louis-Barr, a AT é uma doença hereditária. Ocorre normalmente em bebés ou crianças pequenas. Um dos sintomas comuns deste tipo de ataxia é o aparecimento de vasos sanguíneos grandes (dilatados), conhecidos como telangiectasias, nos olhos e na pele do rosto. As crianças com AT têm sintomas como dificuldade em andar, coordenar movimentos, olhar de um lado para o outro e dificuldade em falar. A TA pode enfraquecer o sistema imunitário. As pessoas com esta doença são mais susceptíveis a outras doenças, como infecções e cancros.

- ➢ **Ataxia episódica:** Na ataxia episódica, as pessoas têm problemas frequentes de movimento e equilíbrio. Estes episódios podem ocorrer várias vezes por dia ou apenas uma ou duas vezes por ano. A ataxia episódica pode desenvolver-se em qualquer idade. As suas causas incluem stress, drogas, álcool, doença e atividade física. Existem sete tipos de ataxia episódica, todos eles com sintomas únicos, incluindo tonturas, dores de cabeça, visão turva, náuseas e vómitos, para além da dificuldade de movimentos.

- ➢ **Ataxia de Friedreich:** Para além do agravamento dos problemas de movimento, as pessoas com ataxia de Friedreich têm os músculos rígidos e perdem gradualmente a força e a sensibilidade nos braços e nas pernas. As pessoas com este tipo de ataxia têm frequentemente uma doença cardíaca que enfraquece o músculo cardíaco (cardiomiopatia hipertrófica). A ataxia de Friedreich é o tipo mais comum de ataxia genética. Desenvolve-se normalmente entre os 5 e os 15 anos de idade.

➢ **Atrofia de múltiplos sistemas (MSA):** A MSA é um tipo de parkinsonismo que afecta o movimento e a parte do sistema nervoso que controla as funções involuntárias do corpo (o sistema nervoso autónomo). Estas funções incluem coisas como a regulação da pressão arterial e o controlo urinário. Os sintomas mais comuns da MSA incluem dificuldade em coordenar os movimentos, queda rápida da tensão arterial quando se está de pé, dificuldade em urinar e, nos homens, disfunção erétil. A AMS desenvolve-se normalmente em adultos com 30 anos de idade ou mais. A idade média de início da doença é de 54 anos.

➢ **Ataxia cerebelar espinal:** A ataxia cerebelosa espinhal é uma ataxia genética que está classificada em dezenas de tipos diferentes que se distinguem da ataxia por características associadas. Para além dos problemas normais de movimento e equilíbrio associados à ataxia, as pessoas com esta doença tendem a ter fraqueza e perda de sensibilidade, e alguns tipos causam problemas com os movimentos oculares. Os sintomas da ataxia cerebelar espinhal podem ocorrer em qualquer idade. Muitas vezes, a progressão é mais lenta do que noutros tipos de ataxias.

**O que causa a ataxia?**

A ataxia ocorre quando o cerebelo (a parte do cérebro que coordena os movimentos) é danificado. Existem várias causas de ataxia, quer devido a uma lesão aguda ou infeção, quer devido a um processo degenerativo crónico.

Os médicos e investigadores classificam a ataxia em três categorias principais com base no que sabem sobre a sua causa. Estas categorias são:

> **Ataxia adquirida:** Causada por factores externos, como traumatismos, deficiência de vitaminas, exposição ao álcool ou a drogas, infecções ou cancros.
> **Ataxia genética:** Ocorre quando uma pessoa tem um gene danificado que é transmitido aos membros da família.
> **Ataxia idiopática:** Os médicos não conseguem determinar a causa desta doença.

**Quais são os sintomas da ataxia?**

Os sintomas da ataxia dependem do tipo de doença. Na maioria dos casos, as pessoas com ataxia parecem "desajeitadas". Os sintomas podem incluir:

> Coordenação reduzida;
> Dificuldade em andar;
> Perturbação do equilíbrio com quedas frequentes;
> Problemas cardíacos;
> Perda da motricidade fina;
> Tremores musculares;
> Laço na língua;
> Problemas de visão.

Não há cura para a ataxia, mas existem tratamentos sintomáticos. O tratamento depende dos sintomas individuais de cada pessoa. O objetivo do tratamento é gerir os sintomas para melhorar o conforto e a mobilidade. Os medicamentos podem ajudar a gerir sintomas como tremores e tonturas. Também podem controlar os problemas musculares que afectam órgãos como a bexiga, o coração e os olhos. A terapia física, da fala e ocupacional também pode ajudar a controlar os sintomas. A fisioterapia e os exercícios especializados são fundamentais para ajudar a manter o equilíbrio e a mobilidade e a aprender novas formas de realizar as actividades diárias. As pessoas com ataxia podem precisar de uma bengala, andarilho, cadeira de rodas ou scooter motorizada para se deslocarem com mais segurança e conforto.

As perspectivas para as pessoas com ataxia variam muito, dependendo do tipo e da causa subjacente. A maioria das pessoas com ataxia tem sintomas que se agravam todos os anos. O tratamento é essencial para controlar os sintomas e melhorar a qualidade de vida. Noutras pessoas, os médicos podem tratar a causa subjacente da ataxia com medicação. Com um tratamento eficaz, os sintomas podem manter-se estáveis ou até melhorar com o tempo. Está a decorrer investigação para encontrar uma cura para a ataxia.

# Capítulo 3: Causas neurológicas das perturbações do equilíbrio

Os estudos clínicos sobre os efeitos diferenciais das lesões das vias vestibulares centrais mostram cada vez mais que os sinais vestibulares transversos são indicadores correctos para o diagnóstico topográfico. Estas vias são conectadas a partir do VIII nervo e dos núcleos vestibulares por fibras ascendentes como o MLF ipsilateral e contralateral, e as conexões do branchium ou da fissura tegmentar anterior com os núcleos oculomotores, centros de comunicação supra nucleares na cavidade mesencefálica e a parte supra nuclear da artéria vestibular.

Aí, atinge várias camadas através da projeção talâmica. Outro fio ascendente ligado ao córtex vai dos núcleos vestibulares na estrutura vestibular do cerebelo até aos núcleos fastigiais. Na maior parte dos casos, os sintomas patológicos do sistema central são causados por disfunções ou paragens dos inputs sensoriais devido a lesões. Os distúrbios vestibulares periféricos, devido a uma combinação de sintomas oculares, posição e sintomas de lesões vestibulares centrais, são como uma síndrome combinada ou como um componente único.

No que diz respeito ao aspeto do movimento ocular, por exemplo, os sintomas da doença apresentam-se frequentemente sob a forma de nistagmo para cima e para baixo. A queda para um lado pode ocorrer sem vertigens nas lesões vestibulares talâmicas ou como empurrão lateral na síndrome de Wallenberg.

**Classificação clínica das perturbações vestibulares centrais**

A rede neuronal primária do sistema vestibular é o reflexo de duas ou três sinapses e o vestíbulo ocular. As capacidades do RVO em todos os pacientes que se queixam de confusão fazem parte do exame de pacientes inconscientes. Existem evidências práticas para a classificação clínica das síndromes vestibulares centrais em três programas e modos VOR: Pitch, Roll, yaw. O plano específico da síndrome vestibular é determinado pelos movimentos oculares, sinais posturais e perceptivos.

> **Sinais do plano de rolamento:** Nistagmo rotacional, desvio diagonal, rotação ocular, inclinação da cabeça, perceção corporal e vertical e tratamento do desvio ocular.
> **Sinais de plano de inclinação:** Nistagmo para cima/para baixo. Desvio para a frente/para trás e desvio vertical da linha média da cabeça.

> **Sinais de plano de guinada:** Nistagmo horizontal, apontar para trás, queda lateral e rotacional e desvio percetivo da linha média da cabeça.

Por conseguinte, nas síndromes de RVO mencionadas, é possível determinar a localização e as dimensões das lesões do tronco cerebral utilizando o método de diagnóstico topográfico.

> **Desequilíbrio no rolo:** Indica que a lesão é unilateral.
> **Desequilíbrio na afinação:** É uma caraterística da lesão bilateral ou da lesão bilateral do defeito funcional de Fullux.
> **Desequilíbrio da guinada:** É caraterístico da lesão lateral da medula no ângulo de entrada do VIII nervo juntamente com os núcleos vestibulares.

Supõe-se que a transmissão dos sinais de processamento do VOR em Roll e Pitch é feita separadamente de forma ascendente no MLF (fascículos longitudinais mediais) e em conexão com os brônquios.

Uma lesão unilateral nesta via graviceptiva (que traz informação do canal semicircular da vasculatura) afecta a função de Roll, e parece que uma lesão excitatória bilateral afecta a função de Pitch. Assim, o sistema vestibular é capaz de alterar o mapa funcional da atividade de Roll para Pitch, o que se deve à mudança do sistema de unidirecional para bidirecional. As síndromes específicas no estado de guinada são raras porque a possibilidade de apenas a região média ou o núcleo vestibular superior ser afetado é pequena.

Porque existe a possibilidade de a lesão se sobrepor a outras zonas. De facto, a lesão cria geralmente um nistagmo misto (horizontal e vertical). As lesões na síndrome de guinada são limitadas à ponte cerebrospinal devido à pequena distância entre o núcleo vestibular e o centro de integração dos movimentos oculares horizontais na parte para-mediana da formação reticular.

Embora as síndromes de Roll e Pitch possam surgir da lesão do tronco cerebral que se estende da medula ao prosencéfalo, há uma grande distância entre o núcleo vestibular e as áreas de comunicação vertical e horizontal dos movimentos oculares no mesencéfalo rostral. Agora, o desequilíbrio do tónus no Pitch (que inclui a via bidirecional) pode ocorrer com outras doenças metabólicas ou uso de drogas, o que é uma causa incomum para o desequilíbrio de guinada e rotação que envolve as vias vestibulares unidireccionais.

Alguns problemas vestibulares apresentam sinais de envolvimento vestibular central e periférico, como por exemplo, grandes tumores do VIII par, enfarte da artéria cerebelar inferior anterior, traumatismo craniano e síndromes causadas pelo consumo de álcool. Por outro lado, o VIII nervo do tronco cerebral pode ser afetado e a transmissão entre o sistema nervoso periférico e o sistema nervoso central, conhecida como área de Redlich-Oberstein, pode ser afetada (encefalite e edema da mielina na EM).

Síndromes vestibulares verticais que incluem estimulação vestibular (epilepsia vestibular) e disfunção causada pela lesão que se pode manifestar como desvio percetivo vertical, empurrão lateral, aversão e, raramente, vertigem rotacional. Não existe aqui um córtex vestibular primário, mas a função córtico-vestibular está presente na rede multissensorial (Visual - Vestibular - Somatossensorial) e distribui-se em áreas separadas e distantes na região temporo-acústica.

Parece que o córtex vestíbulo-parietal actua como uma espécie de centro de comunicação. O problema funcional do sistema multissensorial e do córtex sensório-motor para orientação e perceção do próprio movimento pode causar doença do hemi-espaço nasal e ilusão espacial súbita, o que é raro. A maioria das síndromes vertiginosas centrais tem uma localização específica, mas não tem uma causa específica. A causa dos problemas vestibulares, por exemplo, pode ser vascular, infecciosa, neoplásica ou resultante de lesões e pancadas.

**Quadro 2.** Informações gerais

| Mechanism / etiology | Syndrome | Damage site |
| --- | --- | --- |
| Sudden vestibular attacks are predictable (Attacks are simple or combined and multisensory) | Epilepsy and stibular | Vestibular cortex |
| Sensory-motor and rotational vestibular attacks with walking in a small circle | Valvular epilepsy | |
| Rotational-relative vertigo in acute and severe lesions in the parietal-insular cortex | Non-epileptic cortical vertigo | |
| Horizontal multisensory deviation (non-dominant) with parietal or frontal cortex damage | Contrave rsive (spinal heminglent) | Vestibular cortex |
| Inconsistency of proximal or transverse visual and vestibular three-dimensional plan in vestibular lesions of the brainstem, parietal cortex or forehead | Transientroom _ tilt illvsions | |
| Vestibular imbalance in Roll with acute vestibular parietal-insular cortex lesions | Deviation in the perception of vertical pushing the side of the body (often controversial) | |
| Dorsolateral vestibular thalamic lesions | Thalamic representatives | Thalamus |
| Vestibular imbalance in Roll | Deviation in the vertical perception of the body (cotraversive or Ipsiversive) along with side pushing of the body | |
| Imbalance of vestibular tone in Roll | Eye drop reaction (OTR) | The border between brain and brain stem |
| OTR involvement with Cajal nucleus lesions (INC) | (ipsiversive, contraversive if proximal) | |
| Ipsiversive in waste INC Contraversive in riMLF lesions | torsional nystagmus | |
| Imbalance in Roll along with lesions of the medulla or upper vestibular nuclei, infarction in the cavities or MS plaque in the stem and on the 8th nerve area | Deviation of vertical perception, lateral pushing of the body, Eye reaction deviation Pseudo vestibular neuritis | Pontomedulla ry Brainstem |
| Vestibular imbalance in pitch | Female lower nystagmus | |
| Acute and severe imbalance in roll, pitch | transient room _ tilt illusion | |

| | | |
|---|---|---|
| Decreased performance and analeptic activity of axons | MS in proxymal room _ tilt Msillusion | |
| Decreased performance and analeptic activity of axons | Ataxia or programmatic dysarthria in MS | |
| Lesions of the vestibular nuclei | Proximal vertigo with lateral dizziness | |
| Imbalance of vestibule in pitch | High nystagmus | Medulla |
| Imbalance of the vestibule in the pitch caused by bilateral lesions of the fulcrus (inhibitory function) | Female lower nystagmus | Vestibular cerebellum |
| Absence of inhibitory function in otolith channel in lesions of nodules | | |
| EA1: Non-inherited autosomal dominant, damage of potassium channels | Female low positional nystagmus Similar familial ataxia (EA1 with myokymia and EA2 with vertigo) Encephalitis with epidemic vertigo prediction | |
| EA1: Non-inherited autosomal dominant, calcium channel damage | | |
| Cervical herpes virus infection | | |
| Cervical herpes virus infection | | |

Vertigem posicional paroxística benigna (VPPB): Queda para a frente causada pelo movimento dos otólitos no canal semicircular posterior.

**Tabela 3.** Termologia utilizada para descrever os desenhos clínicos de marcha em comparação com o antigo.

| Waste | Old term | Terminology |
|---|---|---|
| Musculoskeletal | Walking in old age | Cautiously |
| Middle brain | Thalamic representatives | Supra cortical |
| Basal ganglion | | imbalance |

| | | |
| --- | --- | --- |
| Thalamus | | |
| Contents of white matter and frontal lobe | Aparaxia of walking | The lack of balance |
| | Frontal aparaxia | |
| | Aparaxia walking | |
| | Magnetic walking | |
| Frontal lobe | Difficulty walking | |
| Contents of white matter and basal ganglia | Parkinson's of the lower limb | |
| | Parkinson's arteriosclerosis | |
| | Inability to walk (walking with fear) | |
| | Magnetic aparaxia | |
| | Parkinson's arteriosclerosis | |
| White matter and frontal lobe lesions | Ataxic Parkinson | Frontal gait disorders |
| | Parkinson's of the lower half | |
| | Parkinson's lower body | |

Por isso, andar na velhice é chamado de andar cauteloso, a maioria das pessoas idosas sofre de dores nas articulações, problemas vestibulares ou apenas medo de cair. Ao caminhar, os idosos reagem aos sinais auditivos mais tarde do que os jovens. Há uma suposição de que esta demência e declínio causados pela idade avançada também afectam o seu equilíbrio. Portanto, apesar desta incapacidade de equilíbrio, devem existir mecanismos de surpresa. A melhor situação é como quando andamos no gelo. As pernas são colocadas à distância umas das outras, o corpo, as coxas e os braços são colocados facilmente de modo a que o centro de gravidade (gravidade) do corpo seja colocado na base larga, as mãos são colocadas e dobradas e endireitadas de modo a que o equilíbrio do corpo seja Não devem desleixar-se e manter o equilíbrio e caminhar como se estivessem a andar numa ponte suspensa ou num reboque com cuidado.

**Sistema nervoso periférico**

O sistema nervoso periférico faz parte do complexo sistema nervoso do corpo humano. Este dispositivo é composto por diferentes partes que ajudam a compreender o ambiente circundante e a criar uma resposta adequada em coordenação com o sistema nervoso central ou sem a sua ajuda. O sistema nervoso humano, juntamente com o sistema hormonal, é o sistema regulador do corpo.

Este dispositivo é constituído por duas partes centrais (Sistema Nervoso Central | SNC) e uma parte periférica (Sistema Nervoso Periférico | SNP). O centro de controlo de muitas actividades voluntárias e involuntárias do corpo humano está localizado em diferentes partes do SNC. Mas as fibras nervosas do sistema periférico comunicam como cordas entre os órgãos periféricos do corpo e estes centros de controlo. As fibras ou fibras nervosas do sistema nervoso periférico transmitem estímulos das partes internas do corpo, como o trato digestivo, ou estímulos ambientais, como a necessidade de mais oxigénio, sob a forma de uma corrente eléctrica ou mensagem nervosa para a medula espinal. A mensagem nervosa na espinal medula é transmitida às partes reguladoras do cérebro pelas fibras nervosas ascendentes, e a resposta ao estímulo é devolvida à espinal medula pelas fibras nervosas descendentes. De seguida, é a vez de as fibras nervosas que saem da medula espinal transmitirem a resposta ao estímulo aos órgãos-alvo e regularem os processos biológicos.

**Anatomia do sistema nervoso periférico**

O sistema nervoso periférico pode ser considerado um circuito geral com duas partes, uma sensorial e outra motora. Este circuito é constituído por receptores sensoriais periféricos (receptores de estímulos), fibras nervosas sensoriais ou nervos aferentes (portadores de mensagens para a medula espinal), gânglios nervosos sensoriais e motores (onde se reúnem os corpos celulares dos neurónios) e nervos motores ou fibras nervosas eferentes (portadores de mensagens da medula espinal para os órgãos periféricos) e forma o circuito sensorial do sistema nervoso periférico. Cada parte deste circuito é constituída por diferentes neurónios e células de suporte. Os axónios destes neurónios são colocados juntos e formam os nervos periféricos.

Os nervos do sistema nervoso periférico podem ser divididos em 12 pares de nervos cranianos (NC) e nervos espinais (31 pares) com base no local onde entram e saem do sistema nervoso central.

> **Nervos cranianos:** Os nervos cranianos aferentes são um conjunto de axónios de neurónios sensoriais que transmitem a mensagem dos órgãos da cabeça, do pescoço e do abdómen (visceral) a partir de receptores periféricos da pele e de receptores de sentidos especiais para diferentes partes do tronco cerebral ou núcleos do tálamo. Esta mensagem será transmitida no circuito sensorial do SNC para o segundo, terceiro e finalmente para o centro de controlo do cérebro. A resposta desta mensagem regressa a este órgão através dos nervos motores eferentes do centro de controlo.

> **Nervos espinhais:** O nervo aferente desta parte dos nervos periféricos transmite a mensagem nervosa dos receptores de superfície ou dos receptores profundos do tecido da parte

posterior da medula espinal para o SNC, e os nervos eferentes do corpo transmitem a ordem enviada do SNC da parte anterior da medula espinal para os órgãos.

**Nervos cranianos**

Os nervos cranianos são um conjunto de axónios de neurónios sensoriais, neurónios motores ou uma mistura de axónios de neurónios sensoriais e motores. Estes nervos transmitem a maior parte das mensagens de diferentes partes da cabeça e do pescoço entre o SNC e os órgãos periféricos. Apenas um nervo desta parte transporta mensagens entre os órgãos da região abdominal e o SNC. Estes nervos saem dos núcleos de ambos os lados do cérebro e da medula espinal. Os nervos cranianos podem ser nomeados com base no tipo de tecido-alvo ou na ordem de saída do tronco cerebral. O nervo olfativo (NC I), o nervo ótico (NC II), o nervo oculomotor (NC III), o nervo da polia (NC IV), o nervo trigémeo (NC V1, NC V2 e NC V3), o nervo abdutor (NC VI), o nervo facial (NC VII), o nervo vago (NC X), os nervos acessórios da coluna vertebral (NC XI) e o nervo sublingual (NC XII) são 12 pares de nervos que saem de diferentes partes da cabeça.

**Nervos espinhais**

Os nervos espinhais saem de ambos os lados da coluna vertebral e transmitem as mensagens nervosas de outros órgãos (exceto a cabeça, o pescoço e os órgãos do sistema digestivo) entre as partes periféricas e o SNC. O corpo celular dos neurónios aferentes espinhais nos gânglios próximos da medula espinhal e os seus dendritos são os receptores sensoriais dos órgãos periféricos. O axónio destes neurónios multipolares transfere a mensagem nervosa entre o recetor sensorial e a medula espinal.

O corpo celular dos nervos motores da medula espinal está localizado na parte cinzenta desta parte do sistema nervoso central. O cordão nervoso destes neurónios sai da parte anterior da medula espinal. Os neurónios destes nervos fazem sinapse diretamente com os neurónios dos nervos sensoriais ou recebem a mensagem nervosa dos neurónios sensoriais a partir de interneurónios. 8 pares de nervos "Cervicais", 12 pares de nervos "Torácicos", 5 pares de nervos "Lombares", 5 pares de nervos "Sacrais" e um par de nervos "Coccígeos". Existem 31 pares de nervos espinais. Os nervos espinais, desde as partes iniciais até ao cóccix, saem da coluna vertebral e são compostos por partes semelhantes com funções diferentes.

**Tipos de nervos periféricos**

Os nervos do sistema nervoso periférico são um conjunto de axónios de neurónios de diferentes órgãos do corpo que estão separados por três camadas de tecido conjuntivo. Os capilares sanguíneos e linfáticos entre estes tecidos conjuntivos são responsáveis pelo fornecimento de nutrientes e oxigénio para as actividades dos neurónios e pela reabsorção de resíduos para manter a homeostasia desta parte do sistema nervoso.

As fibras nervosas, os nervos periféricos podem ser divididos em diferentes grupos com base no diâmetro do axónio, na mielinização ou não do axónio e na função do nervo. Os nervos periféricos dividem-se em nervos sensoriais e nervos motores com base no tipo de função. Os nervos sensoriais incluem os dendritos dos receptores sensoriais nas partes internas e órgãos de sentidos especiais e o axónio dos nervos aferentes. O dendrito do corpo celular do nervo motor está localizado na substância cinzenta da medula espinhal e o terminal do axónio faz sinapse com as células musculares e as glândulas exócrinas.

Os nervos periféricos são constituídos por terminais axonais de neurónios sensoriais e motores, separados por três camadas de tecido conjuntivo (epineuro, perineuro e endoneuro). As fibras nervosas desta parte do sistema nervoso do corpo estão divididas em três grupos A, B e C, com base no diâmetro do axónio e na velocidade de condução da corrente eléctrica.

> **Fibra do grupo A:** a velocidade de transmissão da mensagem, o diâmetro do axónio e a espessura da bainha de mielina são elevados nestas fibras nervosas. A maioria dos nervos motores do sistema nervoso periférico que transmitem mensagens do SNC às articulações, ao músculo esquelético e à pele são deste tipo. A velocidade de transmissão de mensagens nestes neurónios é de cerca de 500 quilómetros por hora.

> **Grupo de fibras B:** O diâmetro das fibras nervosas B e a velocidade de condução da corrente eléctrica nas mesmas é inferior à das fibras do tipo A e superior à das fibras do tipo C. O axónio destes neurónios está rodeado por uma fina bainha de mielina. A velocidade de transmissão da mensagem nervosa nestas fibras é de cerca de 50 quilómetros por hora.

> **Grupo de fibras C:** O diâmetro destas fibras é muito mais

pequeno do que o das fibras dos tipos A e B. Nestas fibras não existe bainha de mielina nem transmissão do potencial de ação. Ao mesmo tempo, a velocidade de transmissão da mensagem nervosa nestes neurónios é muito baixa, cerca de 3 km/h.

Os tipos de nervos do sistema nervoso periférico, com base no tipo de cordão nervoso, são apresentados no quadro seguinte.

| Type of nerve | Erlanger-Gasser distribution | Axon diameter (micrometer) | Myelin | Conduction speed of electric current | Mobile receiver |
| --- | --- | --- | --- | --- | --- |
| Sensory (Ia) | Alpha Alpha | 13-20 | Has it. | Very fast | The primary neuron of the muscle spindle |
| Sensory (Ib) | Alpha Alpha | 13-20 | Has it. | Very fast | Golgi organ of the tendon |
| Sensory (II) | Abeta Abeta | 6-12 | Has it. | Medium | Skin mechanoreceptors |
| Sensory (III) | A delta A delta | 1-5 | It has thin myelin. | Low | Receptor of pain, touch, pressure and cold temperature |
| Sensory (IV) | C | 0.2-1.5 | Does not have. | Very low | Pain and heat receptors |
| Preganglionic | B | 1-5 | Has it. | Low | ----- |
| Preganglionic | C | 0.2-1.5 | Does not have. | Very Low | ----- |

**Nervos sensoriais do sistema periférico**

A parte sensorial do sistema nervoso periférico é constituída por dendritos deformados de neurónios (receptores sensoriais), axónio aferente (transportador de mensagens das partes periféricas para as centrais), gânglio da medula espinal (corpo celular dos neurónios) e terminal axonal (na medula espinal). Estes neurónios são do tipo pseudo-unipolar. A mensagem sensorial dos órgãos sensoriais especiais (ouvido, língua, olho e nariz) é transmitida pelos nervos cranianos diretamente para o tronco cerebral e para as partes superiores do sistema nervoso central. O corpo celular dos neurónios sensoriais especiais está localizado em gânglios terminais ou intra-tecidulares. Os receptores de temperatura, os receptores mecânicos, os receptores de dor, os fotorreceptores e os receptores químicos são tipos de receptores sensoriais deste sistema, cada um dos quais detecta alterações ambientais numa determinada gama de tecidos.

**Receptores sensoriais**

Os receptores sensoriais fazem parte do sistema nervoso periférico e são a interface entre as partes perceptivas do sistema nervoso e os estímulos ambientais. Este ambiente inclui o local de vida do ser humano e as diferentes partes do seu corpo. Estes receptores convertem o estímulo periférico em corrente eléctrica e enviam-na para o sistema nervoso central através dos nervos sensoriais aferentes. Estes receptores podem ser divididos em diferentes tipos com base na estrutura e no tipo de estímulo.

➢ Estruturalmente, os receptores sensoriais são terminações dendríticas livres, dendritos rodeados por tecido conjuntivo e neurónios deformados. Os receptores dos órgãos periféricos, como os receptores da dor e da temperatura, são de tipo dendrítico e os receptores dos sentidos especiais (visão, audição, olfato e paladar) são de neurónios deformados.

➢ Há três tipos de estímulos principais no ambiente que provocam alterações no potencial elétrico dos receptores sensoriais. Os estímulos químicos são iões e moléculas que se ligam a receptores na membrana celular. A segunda categoria de estímulos são as ondas físicas do ambiente que criam uma diferença de potencial ao afetar a membrana celular. A terceira categoria de estímulos são as ondas electromagnéticas e os raios de luz. Nos seres humanos, apenas os fotorreceptores do olho respondem à estimulação das ondas electromagnéticas. Com base nisto, dividimos os receptores nos seguintes tipos.

➢ Receptores químicos: Receptores químicos ambientais, osmorreceptores, receptores olfactivos, receptores gustativos

➢ Receptores mecânicos: Receptores de pressão, receptores de temperatura, receptores auditivos, barorreceptores, receptores de dor, receptores de sentido de posição

➢ Fotorreceptores: As fotocélulas do olho.

**Nervos motores do sistema nervoso periférico**

Os nervos motores do sistema nervoso periférico podem ser divididos em três grupos com base na sua função: nervos autónomos, involuntários, viscerais ou autónomos, nervos voluntários, corporais ou somáticos, e nervos gastrointestinais.

**Nervos somáticos**

Os nervos somáticos fazem parte do sistema nervoso periférico que regula a nossa perceção consciente do ambiente circundante e os nossos movimentos voluntários. Estes nervos são compostos pelos axónios dos neurónios motores que recebem a mensagem do córtex cerebral dos neurónios descendentes da medula espinal e a transmitem aos músculos esqueléticos (olhos, ouvido médio, órgãos motores e esfíncteres). Os nervos somáticos controlam duas categorias de mecanismos motores. A primeira categoria destas respostas são os reflexos espinais rápidos. Esta resposta de movimento é causada pela estimulação de receptores sensoriais, muito rapidamente e sem o envolvimento das partes centrais do cérebro. Já se interrogou sobre o que acontece quando a dor leva uma pessoa a retirar a mão? Esta reação é um reflexo espinal que se realiza em várias etapas com a participação de receptores sensoriais cutâneos, fibras sensoriais aferentes, neurónios espinais e fibras somáticas.

> Na primeira fase, a alteração da diferença de potencial criada nos receptores da dor leva à criação de uma diferença de potencial e à identificação dos primeiros sinais de danos nos tecidos.
> O potencial de ação gerado nas fibras nervosas sensoriais entra na medula espinal a partir da medula espinal.
> As fibras sensoriais aferentes fazem sinapse com os neurónios motores do ramo lateral da medula espinal.
> O potencial de ação gerado no neurónio pós-sináptico viaja ao longo da medula nervosa e atinge o músculo bíceps.
> A ligação da acetilcolina libertada pelos terminais axonais dos neurónios motores aos receptores membranares do músculo esquelético está associada à entrada de iões de cálcio no sarcoplasma destas células e à contração muscular. A sinapse nervo-fibra nesta parte da via sensorial é excitatória.
> A força resultante da contração do músculo esquelético e do encurtamento do seu comprimento é transferida para o osso do

antebraço pelo tendão e o braço é retraído.
> Esta reflexão evitará o risco de queimaduras e danos nos tecidos das mãos.

A segunda categoria de respostas motoras dos nervos somáticos é muito mais complexa e é efectuada com a participação do córtex cerebral. Por exemplo, considere a leitura deste texto. Este processo começa com a estimulação dos fotorreceptores do olho. A diferença de potencial elétrico criada nestes receptores leva à criação de um potencial de ação nos neurónios bipolares.

Estes neurónios transmitem a mensagem nervosa aos núcleos do tálamo através do nervo ótico. Esta mensagem nervosa é transmitida ao córtex cerebral por fibras nervosas centrais. As mensagens do córtex cerebral são transmitidas a diferentes partes do lobo posterior e forma-se a sua compreensão básica das palavras deste texto. O processamento posterior do cérebro fá-lo compreender o significado das palavras que lê. À medida que o texto avança, o seu córtex pré-frontal prepara mensagens para seguir as linhas do texto. Esta parte transmite as suas mensagens motoras ao tronco cerebral por meio de fibras nervosas motoras.

A mensagem do tronco cerebral transmite a mensagem nervosa aos músculos esqueléticos extra-oculares através da parte motora do 3º, 4º e 6º nervos cranianos. A ligação da acetilcolina libertada do terminal axonal destes nervos está associada à contração muscular, ao movimento dos olhos e ao seguimento das linhas deste texto.

**Nervos autónomos do sistema nervoso periférico**

Estes nervos são compostos por duas partes, simpáticos e

parassimpáticos. Os nervos motores simpáticos respondem ao SNC em condições de stress (reacções de ataque ou de fuga), mas os nervos motores simpáticos, após o fim das situações de perigo, transmitem a mensagem nervosa de repouso e de digestão dos alimentos aos órgãos periféricos. Cada tecido controlado pela parte autónoma do sistema nervoso periférico recebe um nervo simpático e um nervo parassimpático, cujas funções são opostas. O funcionamento destas duas partes do sistema nervoso periférico, juntamente com a regulação hormonal, regula, sem se dar conta, as actividades do seu corpo e mantém a sua homeostase.

**Nervo simpático**

Os nervos parassimpáticos saem dos segmentos T1 a L2 da coluna vertebral (tórax e parte superior das costas). Estes nervos motores são activados em situações de stress psicológico ou fisiológico e preparam o corpo para condições perigosas. Como resultado, estes nervos activam reacções de luta ou fuga nos seres humanos. Imagine que encontra um urso numa floresta escura e tem de fugir. Nesta situação, precisa de ver o seu caminho com mais precisão, de mais oxigénio, de mais fornecimento de sangue aos músculos esqueléticos e de eliminar o calor da atividade dos músculos esqueléticos.

Por esta razão, a parte simpática do sistema nervoso periférico fornece as condições necessárias para a sua fuga, actuando sobre os músculos lisos dos vasos sanguíneos, a parede dos brônquios, o músculo cardíaco e as glândulas exócrinas sudoríparas da pele. A digestão dos alimentos que comeu antes desta situação não vai ajudar a salvar a sua vida. Como resultado, os nervos simpáticos inibem a atividade do sistema digestivo.

O circuito motor dos nervos simpáticos é constituído por três secções: Nervo pré-ganglionar, gânglio e nervo pós-ganglionar. A maioria dos gânglios deste sistema está localizada numa cadeia perto da coluna vertebral antes de T1 a L2. Fibra nervosa pré-ganglionar, o axónio dos neurónios do sistema nervoso central cujo terminal axonal nos gânglios simpáticos faz sinapse com os dendritos dos neurónios pós-ganglionares que transmitem a mensagem nervosa aos órgãos-alvo.

O corpo celular dos neurónios pré-sinápticos está localizado no sistema nervoso central e o corpo celular das fibras pós-sinápticas está localizado no gânglio. O axónio não mielinizado dos neurónios pós-ganglionares envia a mensagem nervosa para os olhos, glândulas lacrimais, mucosa nasal, glândulas salivares sublinguais e submandibulares, glândula paratiroide, coração, faringe, traqueia, esófago, estômago, vasos abdominais, pâncreas, glândula suprarrenal, transmite o intestino delgado, o reto, o rim, a bexiga, as gónadas e o trato reprodutor. Os gânglios simpáticos dos órgãos abdominais, genitais e urinários (nervos viscerais) estão localizados perto dos órgãos-alvo, em vez do gânglio em cadeia à volta da coluna vertebral. Cada fibra pós-ganglionar simpática faz sinapse com uma fibra pré-ganglionar que sai do SNC, mas as suas divisões inervam 10 a 15 órgãos periféricos.

**Nervos parassimpáticos**

Estes nervos motores saem dos quatro núcleos do tronco cerebral (Edinger-Westfall, núcleo salivar superior, núcleo salivar anterior e núcleo vagal dorsal) e da secção S2-S4 da coluna vertebral. Estes nervos ajudam o sistema nervoso digestivo a regular a digestão de substâncias e a colocar o corpo num estado de repouso após uma situação de perigo. Como resultado, estes nervos activam as reacções de repouso e digestão nos seres humanos. O efeito parassimpático é inibitório em quase todos os órgãos, exceto no tubo digestivo e nos seus órgãos auxiliares. O fator que determina o efeito oposto do simpático e do parassimpático nos mesmos órgãos é o tipo de neurotransmissor libertado pelo nervo e o recetor da célula-alvo.

Uma das diferenças estruturais entre os circuitos parassimpático e simpático é a localização dos gânglios. Os gânglios parassimpáticos estão localizados perto ou entre as células dos tecidos-alvo e são chamados gânglios terminais. Os nervos CNIII, CN VII, CN, CN IX e CN X formam as partes cranianas deste sistema nervoso autónomo, que transmitem mensagens nervosas dos centros de controlo do cérebro para os olhos, glândulas lacrimais, mucosa nasal, glândulas salivares sublinguais e submandibulares, mucosa oral, glândula paratiroide, coração, faringe, traqueia, brônquios, esófago, estômago, veias abdominais, pâncreas, glândula suprarrenal, intestino delgado e cólon ascendente.

Mas os nervos parassimpáticos sacrais transmitem a mensagem nervosa do SNC para a parte descendente e terminal do intestino grosso, rim, bexiga, gónadas e trato urogenital. Neste sistema, o comprimento do axónio nos neurónios pré-ganglionares é maior do que o comprimento do axónio dos neurónios pós-ganglionares.

**Quais são os neurotransmissores dos nervos autonómicos?**

Os nervos parassimpáticos e simpáticos são compostos por dois tipos de fibras nervosas colinérgicas e adrenérgicas. A diferença entre estas fibras é o neurotransmissor que libertam para transmitir a mensagem na sinapse. A acetilcolina é um neurotransmissor das fibras colinérgicas e a adrenalina ou norepinefrina é um neurotransmissor das fibras adrenérgicas.

Todas as fibras pré-ganglionares do sistema nervoso autónomo são colinérgicas e transmitem mensagens nervosas às fibras pós-ganglionares através da libertação de acetilcolina. As fibras pós-ganglionares parassimpáticas também são fibras colinérgicas que libertam acetilcolina e transmitem a neurotransmissão do SNC para os órgãos-alvo periféricos. Mas as fibras pós-ganglionares simpáticas, com exceção das fibras nervosas das glândulas sudoríparas e dos vasos sanguíneos do músculo esquelético, transmitem a mensagem nervosa de sentença ou fuga às partes periféricas através da norepinefrina.


**Sistema nervoso entérico**

O sistema nervoso entérico é uma parte especial do sistema nervoso periférico e o seu número de neurónios é superior ao número de todos os neurónios da medula espinal. Estes neurónios são responsáveis pela regulação dos movimentos dos músculos lisos e da digestão dos alimentos sem o envolvimento do sistema nervoso central. Mas a mensagem dos nervos simpáticos e parassimpáticos altera a sua função. A parede do trato gastrointestinal é constituída por quatro partes: A mucosa (epitélio, lâmina própria e mucosa muscular), a submucosa (combinação de tecido conjuntivo, glândulas que segregam enzimas digestivas e plexo nervoso da mucosa), a camada muscular (camada interna do músculo circular, camada externa do músculo longitudinal e plexo nervoso muscular) e o tecido seroso (epitélio e tecido conjuntivo) são formados. A entrada de alimentos no tubo digestivo é acompanhada por uma pressão na parede e pela ativação de receptores de estiramento na rede nervosa dos músculos.

Estes receptores têm sinapse com os neurónios de duas séries de redes neuronais descendentes (para transmitir a mensagem da boca para o ânus) e ascendentes (para transmitir a mensagem do ânus para a boca).

> Os neurónios trepadores estimulam a contração do músculo circular pré-mordida através da libertação de acetilcolina ou de péptido P e inibem a contração do músculo longitudinal pré-mordida através da libertação de óxido nítrico (NO) ou de péptido ativo vaso-intestinal (VIP).
> Os neurónios descendentes inibem a contração do músculo circular pós-mordida através da libertação de NO ou de VIP e estimulam a contração do músculo longitudinal pós-mordida através da libertação de acetilcolina ou de péptido P.

Na rede nervosa submucosa do sistema nervoso, existem receptores químicos que são estimulados pela glicose, ácidos gordos e compostos ácidos dos alimentos e que têm sinapse com os neurónios do sistema nervoso intestinal. A estimulação destes receptores químicos está associada à criação de potenciais de ação nos neurónios desta rede, à estimulação das glândulas exócrinas e à secreção de sucos digestivos.

> A estimulação dos quimiorreceptores por ácidos alimentares e moléculas gordas está associada à transmissão de mensagens da rede nervosa submucosa para as células S no duodeno do intestino delgado e à secreção de secretina. A ligação desta hormona ao recetor das células do fígado e do pâncreas leva a um aumento da bílis e das enzimas pancreáticas.

> A estimulação dos receptores químicos com péptidos alimentares e moléculas de gordura está associada à transmissão da mensagem da rede nervosa intestinal para a célula I do duodeno e à libertação da hormona colecistoquinina. O recetor desta hormona está presente nas células da parede do ducto biliar, do pâncreas e do esfíncter de Oddi e regula as secreções do aparelho digestivo.

> A estimulação destes receptores químicos com glicose está associada à transmissão de mensagens da rede nervosa submucosa para as células K e à libertação da hormona GIP. A ligação desta hormona aos receptores pancreáticos aumenta a secreção da hormona insulina e a absorção celular de glicose.

Para além das glândulas digestivas, os neurónios da submucosa têm sinapses com os capilares sanguíneos desta parte do corpo. A libertação do neurotransmissor na sinapse destes nervos leva a um aumento do diâmetro do vaso e do fluxo sanguíneo para a submucosa do canal alimentar. Como resultado, a absorção dos alimentos digeridos aumenta.

**Efeitos simpáticos e parassimpáticos no sistema nervoso entérico**

As fibras pós-ganglionares dos nervos simpáticos e parassimpáticos fazem sinapse com os neurónios dos plexos submucosos e musculares. A libertação de norepinefrina do terminal axonal das fibras simpáticas nestas sinapses está associada à inibição dos neurónios ascendentes, dos neurónios descendentes e dos neurónios submucosos. Como resultado dos movimentos esfumaçados e da libertação de hormonas, a contração dos esfíncteres do tubo digestivo diminui, mas aumenta. O nervo vago (NC X) é uma fibra nervosa parassimpática que faz sinapse diretamente com os neurónios da rede submucosa e muscular. Por esta razão, as fibras nervosas intestinais podem ser consideradas como fibras pós-ganglionares vagais (gânglio intra-tecido). A libertação de acetilcolina a partir do terminal axonal destes nervos está associada ao aumento dos movimentos de defumação e à libertação de hormonas do aparelho digestivo e ao relaxamento dos esfíncteres.

**Doenças do sistema nervoso periférico**

As doenças do sistema nervoso periférico estão associadas a perturbações na transmissão de mensagens dos órgãos periféricos para o SNC e vice-versa. Nesta situação, dependendo da estrutura deste dispositivo que é perturbada, pode sentir muitas dores, pode ter dificuldade em mover os braços e as pernas, pode ter problemas de visão, o seu equilíbrio pode ser afetado, pode não ouvir bem o som do ambiente circundante. As doenças do sistema nervoso periférico podem ser causadas por condições ambientais, problemas nutricionais e de estilo de vida, problemas genéticos ou outras doenças.

> **Condições ambientais:** O impacto, o dano físico ou o traumatismo é uma das principais causas das doenças dos nervos periféricos. O estiramento, a compressão e o corte são três factores físicos que interferem com o funcionamento do sistema nervoso periférico. Por exemplo, cortes profundos nos membros podem estar associados a lesões dos nervos periféricos. A poluição química (poluição por chumbo e mercúrio) é outro fator ambiental que perturba a transmissão de mensagens no sistema nervoso periférico.

> **Problemas nutricionais e de estilo de vida:** A carência de vitaminas B12 e D, o consumo de álcool e o tabagismo são

alguns dos factores de lesão dos nervos periféricos.

> **Problemas genéticos:** Tal como noutras partes do corpo, as perturbações nos genes dos neurónios do sistema nervoso periférico estão associadas a doenças genéticas. A doença dentária de Charlotte-Marie é uma das doenças genéticas cujos sintomas aparecem na adolescência. Contrariamente ao seu nome, esta doença altera a função dos nervos sensoriais e motores do braço, da perna, da palma da mão e da planta do pé.

> **Outras doenças:** A diabetes é uma das doenças mais importantes que conduzem a perturbações nervosas nos órgãos motores, especialmente nas plantas dos pés. As doenças hepáticas e renais, as infecções virais (doença de Lyme e SIDA), os tumores dos tecidos (a massa celular exerce pressão sobre os nervos), as doenças auto-imunes (artrite reumatoide e lúpus) e as hemorragias venosas contam-se entre os problemas que estão associados à disfunção do sistema nervoso periférico.

Os sintomas das doenças do sistema nervoso periférico estão
resumidos na tabela abaixo.

| Type of nerve | Duty | Possible signs of injury |
| --- | --- | --- |
| Somatic motor nerves | Control of skeletal muscle contraction and body movements (walking, talking or eye movements) | Muscle weakness or pain, difficulty maintaining balance, walking normally or using arms and hands, nervous tics or sudden muscle spasms, muscle tremors |
| Sensory nerves | Perception of environmental stimuli of pain, cold, heat, pressure or position of body muscles | Tingling, numbness or pain in the palms and soles, severe pain even in response to light stimulation, not feeling heat, cold and pain. |
| Autonomic nerves | Controlling vital and involuntary actions of the body, including breathing and digestion | Very fast or very slow heart rate, difficulty swallowing, sweating too much or too little, vomiting, diarrhea or constipation, difficulty urinating or sexual function |

## Reparação de nervos periféricos

A auto-reparação da fibra nervosa danificada é uma das capacidades únicas do sistema nervoso periférico. No SNC, as células de suporte estimulam a formação de feridas gliais e inibem a reparação do nervo através da secreção de citocinas, interleucinas e vários factores de crescimento. No entanto, as células de suporte do SNP estimulam a reparação dos nervos periféricos em várias fases. No entanto, se o corpo celular dos neurónios for danificado, o neurónio será destruído. A velocidade de reparação do cordão nervoso depende da gravidade da lesão. Nos casos em que o tecido endoneurótico não está danificado, a velocidade de reparação é mais rápida e, normalmente, é completa. A reparação processa-se em várias fases.

> ➤ O axónio da parte mais distante do corpo celular é destruído.
> ➤ A ativação dos genes associados à remodelação (RAGs) aumenta a produção de proteínas no núcleo e as proteínas do citoesqueleto do axónio são embaladas em vesículas de transporte.
> ➤ As partes remanescentes do axónio lesado (duas a três semanas após a lesão) são fagocitadas por macrófagos e células de Schwann.
> ➤ A bainha de mielina e o axónio que a acompanha são decompostos no lado mais próximo do corpo celular.
> ➤ O fator neutrofílico segregado a partir do corpo celular do neurónio danificado estimula a mitose das células de Schwann.
> ➤ As células de Schwann são colocadas juntas e é criada a tira de Bonger.
> ➤ As vesículas de transporte que contêm proteínas do citoesqueleto são transportadas para o local da lesão e inicia-se a reparação axonal.
> ➤ A banda de Bonger e o endoneuro como um andaime definem o caminho da regeneração do axónio e o nervo periférico é reparado.

Uma das principais diferenças entre os sistemas nervosos central e periférico é a auto-reparação dos nervos periféricos. Mas se a gravidade da lesão for elevada, o tecido nervoso transforma-se em tecido morto e fibrótico.

**Células do sistema nervoso periférico**

O tecido do sistema nervoso periférico, tal como o tecido do sistema nervoso central, é composto por células nervosas ou neurónios e células de suporte ou glia. A função dos neurónios é transmitir a corrente eléctrica gerada ou a mensagem nervosa entre diferentes partes e a função das células de suporte é fornecer alimentos, formar a bainha de mielina e ajudar a reparar o tecido nervoso.

**Tipos de neurónios dos nervos periféricos**

Os neurónios dos nervos periféricos são compostos por três tipos: Multipolar, falso unipolar e bipolar, que comunicam entre si através dos neurónios intersticiais da medula espinal. O nome destes neurónios deve-se à forma e ao número de extras citoplasmáticos que saem dos seus corpos celulares.

> **Neurónio multipolar:** Estes neurónios são as células nervosas mais abundantes do sistema nervoso. Nestes neurónios, alguns apêndices saem de ambos os lados do corpo celular, um dos quais é o axónio e os restantes são os dendritos da célula. Estes neurónios formam a parte motora do sistema nervoso periférico e os neurónios intersticiais da medula espinal.

> **Neurónio bipolar:** Nos neurónios bipolares, saem dois apêndices do corpo celular, que formam os dendritos e o axónio. O número destes neurónios em todo o sistema nervoso do corpo é muito reduzido e localizam-se sobretudo na retina do olho, na parte vestibular-coclear do ouvido médio e na membrana olfactiva do nariz.

> **Falso neurónio unipolar:** Nestes neurónios, um pequeno apêndice citoplasmático sai do corpo celular, e o axónio e os dendritos são formados a partir da sua ramificação. O axónio destes neurónios está localizado em ambos os lados do corpo celular. A parte do axónio que está perto dos dendritos é chamada axónio periférico e a parte do axónio que entra na medula espinal ou no tronco cerebral é chamada axónio central. Os neurónios pseudo-unipolares constituem a parte sensorial do sistema nervoso periférico. Os neurónios do sistema nervoso

periférico são do tipo bipolar, multipolar e pseudo-unipolar.

**Células de suporte do sistema nervoso periférico**

As células satélites, as células de Schwann, as células gliais intestinais e as células gliais olfactivas são quatro grupos de células de suporte no sistema nervoso periférico. Mas as células de Schwann são as células de suporte mais importantes do SNP devido à sua participação na formação de mielina em torno do axónio e na reparação de tecidos danificados. Estas células de suporte podem ser divididas em dois grupos mielinizantes e não mielinizantes.

> **Células de Schwann mielinizantes:** Estas células são semelhantes aos oligodendrócitos do sistema nervoso central e, ao envolverem o axónio dos neurónios com um diâmetro superior a 1 micrómetro, formam a bainha de mielina. Ao contrário dos oligodendrócitos do sistema nervoso central, cada célula de Schwann mieliniza apenas um axónio.

> **Célula de Schwann não mielinizante:** As células não mielinizantes são semelhantes aos astrócitos do sistema nervoso central, que se localizam em torno do axónio dos neurónios de pequeno diâmetro ou do terminal axonal pré-sináptico (especialmente a sinapse neuromuscular, em torno dos receptores sensoriais de Pacini e dos corpos de Meissner). Estas células ajudam a manter o equilíbrio da composição química do tecido nervoso. Além disso, as células de Schwann pré-sinápticas regulam a transmissão de neurotransmissores através da regulação da libertação de iões de cálcio na sinapse e contribuem para o desenvolvimento da placa terminal neuromuscular.

As células de Schwann são células de suporte importantes no sistema nervoso periférico. As células satélites são células de suporte com uma forma achatada, um núcleo central grande e excessos citoplasmáticos nos gânglios sensoriais (corpo celular dos neurónios sensoriais na raiz dorsal da medula espinal) e simpáticos (corpo celular dos neurónios simpáticos perto da coluna vertebral) do sistema nervoso periférico.

A função destas células no sistema nervoso periférico é semelhante à dos astrócitos do SNC, exceto que não participam na formação da barreira hemato-encefálica. As células satélite desempenham um papel na transmissão da mensagem nervosa dos neurónios sensoriais, na manutenção do equilíbrio iónico na matriz extracelular destes neurónios e no transporte de iões de cálcio.

A membrana plasmática destas células não é muito espessa e contém um grande número de moléculas de junção celular (CAM), receptores de neurotransmissores, canais iónicos, especialmente de potássio. Para além do núcleo, no citoplasma destas células encontram-se organelos do retículo endoplasmático rugoso e liso (em menor número), mitocôndrias, lisossomas, grânulos lipídicos e peroxissomas.

A frequência das células satélites nos gânglios periféricos é mais elevada do que noutras partes. As células gliais entéricas (EGC) são células semelhantes aos oligocondrócitos e astrócitos do sistema nervoso central. Estas células desempenham um papel na rede nervosa submucosa e muscular do estômago, na manutenção do equilíbrio iónico da matriz extracelular, na proteção física dos neurónios desta parte do sistema nervoso periférico, na criação de corrente eléctrica e na regulação da motilidade intestinal.

As células gliais da bainha olfactiva (OEC) são células de suporte comuns entre os sistemas nervosos periférico e central. Estas células, tal como as células de Schwann, formam uma bainha à volta dos axónios não mielinizados do nervo olfativo. Para além de formarem a bainha, estas células de suporte fagocitam os detritos celulares e as bactérias nesta parte do sistema nervoso e participam na reparação dos axónios. As células de suporte olfactivas formam uma bainha para as partes não mielinizadas do nervo olfativo.

Como é formada a bainha de mielina? A bainha de mielina que envolve o axónio dos neurónios periféricos aumenta a velocidade de condução da corrente eléctrica nestas fibras nervosas. A formação desta bainha no sistema nervoso periférico é a principal tarefa das células de Schwann mielinizantes.

A membrana celular destas células envolve o axónio e, a cada torção, o núcleo e o citoplasma da célula de Schwann afastam-se do axónio. Finalmente, forma-se uma membrana lipídica multicamada com uma pequena percentagem de proteínas à volta do axónio, na qual o núcleo e o citoplasma das células de Schwann se encontram na parte mais externa. Cada fibra nervosa periférica é mielinizada por um grande número de células de Schwann e, na distância entre estas células, existe uma parte do axónio sem mielinização, a que se dá o nome de nó de Rannoye.

O potencial de ação é gerado nos gânglios (por estimulação dos canais de sódio sensíveis à voltagem) e transmitido ao longo do axónio.

**Doença neuromuscular**

As doenças dos nervos e dos músculos ou doenças neuromusculares, como o nome indica, incluem perturbações dos nervos e dos músculos do corpo. As doenças nervosas e musculares dividem-se em vários tipos com base no mecanismo da doença, na idade de início, no tipo de hereditariedade e na evolução da doença: 1- Doença muscular ou miopatia, 2- Doença das fibras nervosas ou neuropatia, 3- Doença da junção nervosa e muscular ou neuromuscular.

Muitas pessoas referem sentir-se fracas quando estão cansadas ou quando os seus movimentos estão limitados devido a dores e rigidez nas articulações. A fraqueza muscular pode ser um sinal de disfunção nervosa. É importante consultar imediatamente um médico porque a fraqueza acompanhada de um sinal de alerta pode agravar-se rapidamente e causar incapacidade permanente. As pessoas que apresentam sintomas de um AVC devem consultar imediatamente um médico, porque um tratamento imediato pode reduzir a possibilidade de perda de funções e de sentidos. Neste caso, o especialista em medicina física e reabilitação decidirá, com base nos sintomas e nas perturbações, se o doente precisa de ir imediatamente ao consultório ou não. Para alguns, um atraso de vários dias na consulta médica não é perigoso.

**Qual é a prevalência de doenças nervosas e musculares?**

Existem mais de 150 tipos de doenças neuromusculares e, no nosso país, onde mais de 30-40% das crianças nascem de casamentos consanguíneos, a prevalência desta doença está a aumentar. A prevalência dos diferentes tipos de doenças neuromusculares varia desde tipos muito raros, como a distrofia, com uma prevalência de 0,1 por 100 000, até à síndrome pós-pólio, com uma prevalência de 60 por

100 000 pessoas. Que tipo de doença nervosa e muscular é a doença da junção nervosa e muscular? Alguns tipos de doenças nervosas e musculares são causados por perturbações na área de contacto nervo-músculo. A miastenia gravis é causada por uma perturbação na área de contacto neuromuscular. A fraqueza muscular e a fadiga prematura dos músculos esqueléticos são sintomas importantes desta doença.

**Causas da fraqueza muscular**

As causas da fraqueza muscular variam consoante a fraqueza seja geral ou afecte apenas músculos específicos:

> Diminuição da aptidão física geral que pode ser causada por doença ou diminuição das reservas físicas (preguiça), como a diminuição da massa muscular, da densidade óssea e da capacidade de funcionamento do coração e dos pulmões, especialmente nos idosos;

> Lesão do nervo devido a uma doença ou lesão grave, como queimaduras graves e extensas;

> Acidente vascular cerebral (a causa mais comum de fraqueza num dos lados do corpo);

> Distúrbios musculares específicos, como as pessoas que têm níveis baixos de potássio devido ao consumo excessivo de álcool ou à utilização de corticosteróides;

> Nas pessoas com convulsões, um lado do corpo pode apresentar fraqueza nos membros após a paragem da convulsão (chamada paralisia de Todd).


**Os sintomas mais comuns das doenças neurológicas**

Os sintomas mais comuns das perturbações neurológicas incluem todos os tipos de dor, incluindo dores de cabeça e dores nas costas. Os sintomas neurológicos podem incluir fraqueza muscular ou falta de coordenação, sensações anormais na pele e perturbações da visão, do paladar, do olfato e da audição. Para além disso, as perturbações nervosas podem interferir com o sono. Alguns dos sintomas mais comuns das perturbações nervosas são:

- ➤ A dor;
- ➤ Problemas musculares;
- ➤ Alterações nos cinco sentidos;
- ➤ Problemas de sono;
- ➤ Mudança de consciência.

**Ensaios e avaliação**

Durante um exame físico, os médicos concentram-se no sistema nervoso (exame neurológico) e nos músculos. Em primeiro lugar, os médicos verificam se a pessoa tem realmente fraqueza muscular ou se está apenas cansada. Se a pessoa tiver fraqueza, os médicos verificam a gravidade da fraqueza ou a possibilidade de um agravamento rápido da fraqueza e determinam se essa fraqueza constitui ou não um risco de vida. Outros exames Com base nas áreas onde os médicos pensam que existe um problema, são efectuados:

- ➤ **Perturbação cerebral:** Ressonância magnética ou tomografia computorizada;
- ➤ **Doença muscular (miopatia):** Banda nervosa e muscular;
- ➤ **Doença da coluna vertebral:** Ressonância magnética ou, quando a ressonância magnética não é possível, tomografia computorizada e, por vezes, análise do líquido cefalorraquidiano;
- ➤ **Perturbação dos nervos periféricos ou perturbação da junção neuromuscular:** Fita de nervo e músculo e exame do fluxo nervoso.

**Tratamento da fraqueza muscular**

A identificação da causa da fraqueza muscular permite o tratamento. Se a fraqueza começar subitamente e causar dificuldade em respirar, deve ser administrada respiração artificial. A fisioterapia e a terapia ocupacional ajudam os doentes a melhorar a fraqueza permanente e a compensar a perda de função. A fisioterapia ajuda a manter e, por vezes, até a recuperar a força muscular.

# Capítulo 4: Avaliação neurológica em idosos

O equilíbrio é definido como a capacidade de manter o centro de massa do corpo dentro do alcance da superfície de apoio. Uma das consequências mais comuns e graves do envelhecimento são as quedas. As perturbações do equilíbrio ocorrem em mais de 75% das pessoas com 70 anos ou mais. Devido à ocorrência de perturbações do equilíbrio e ao seu potencial impacto no desempenho, as intervenções para melhorar o equilíbrio tornaram-se o principal objetivo dos especialistas nesta área. A avaliação das capacidades de equilíbrio é importante para detetar potenciais deficiências, identificar o risco de queda, planear o tratamento e avaliar as alterações ao longo do tempo.

As avaliações clínicas do equilíbrio derivadas de descobertas recentes no campo do controlo do equilíbrio podem constituir um teste poderoso para profissionais interessados na reabilitação de pacientes com défices ortopédicos e neurológicos. Atualmente, são utilizados vários métodos diferentes na avaliação clínica do equilíbrio, que incluem três métodos principais de avaliação do desempenho, avaliação de sistemas (avaliação fisiológica) e avaliação quantitativa (posterografia quantitativa).

A perspetiva funcional examina o desempenho de vários testes de controlo do equilíbrio, a fim de prever o risco de queda e a necessidade ou eficácia do tratamento. Os testes da escala de equilíbrio de Leaf, a escala de equilíbrio avançada de Fullerton, a avaliação da transferência orientada para o desempenho, a posição de pé numa só perna, a flexão para a frente e a rotação de 180 graus são alguns dos testes funcionais concebidos para prever o risco de queda e reconhecer a existência de problemas de equilíbrio.

A abordagem sistémica consiste em identificar as causas dos problemas de equilíbrio para os tratar. Os sistemas de avaliação do equilíbrio procuram identificar um conjunto de componentes afectados, de modo a centrar o tratamento nesses componentes. O teste de avaliação do estado fisiológico, o teste dos sistemas de avaliação do equilíbrio e as suas versões resumidas incluem o teste dos sistemas de avaliação do equilíbrio pequeno e o teste dos sistemas de avaliação do equilíbrio breve como testes concebidos nesta perspetiva. A posterografia quantitativa utiliza a tecnologia para medir as forças de superfície, os padrões electromiográficos, os padrões cinemáticos e a análise biomecânica dos movimentos articulares numa variedade de testes de pastagem.

Dispositivos como o Biodex fazem parte dos dispositivos de posterografia quantitativa. Até à data, foram concebidos mais de 70 testes de avaliação do equilíbrio funcional para idosos e doentes com doença de Parkinson, esclerose múltipla e acidente vascular cerebral. Uma revisão sistemática identificou 68 testes de equilíbrio utilizados para avaliar o efeito do treino de resistência. A multiplicidade de testes de avaliação do equilíbrio funcional tem causado problemas como o desconhecimento do efeito exato dos programas de treino, a confusão dos investigadores na escolha do melhor teste e a não identificação precisa do risco de queda. Por conseguinte, conhecer o melhor teste de avaliação do equilíbrio funcional para os idosos é uma das prioridades mais importantes dos investigadores.

**doença funcional do cérebro Alzheimer - causas e tratamento**

**Saúde**

Os cientistas ainda não compreendem totalmente o que causa a doença de Alzheimer como uma perturbação funcional do cérebro na maioria das pessoas. Nos doentes de Alzheimer, pode estar envolvida uma mutação genética. A doença de Alzheimer é causada por uma série de alterações cerebrais complexas que ocorrem ao longo de décadas. Estas causas incluem uma combinação de factores genéticos, ambientais e de estilo de vida. A importância de cada um destes factores no aumento ou diminuição do risco de Alzheimer pode variar de pessoa para pessoa.

**Estrutura da doença de Alzheimer - perturbação funcional**

Os cientistas estão a realizar estudos para saber mais sobre as características biológicas da doença de Alzheimer como uma doença funcional do cérebro. Os avanços nas técnicas de imagiologia cerebral permitem aos investigadores observar o crescimento e a disseminação de proteínas anómalas, como a amiloide, no cérebro vivo, bem como as alterações na estrutura e na função do cérebro. Os cientistas também estudam as fases iniciais da doença de Alzheimer através do estudo de alterações no cérebro e nos fluidos corporais que podem ser detectadas anos antes do aparecimento dos sintomas da doença de Alzheimer. Os resultados destes estudos ajudam a compreender as causas da doença de Alzheimer como uma perturbação funcional e facilitam o diagnóstico.

Um dos grandes mistérios da doença de Alzheimer, enquanto perturbação funcional e estrutural do cérebro, é a razão pela qual ocorre maioritariamente nos idosos. Os investigadores estão a tentar investigar esta questão através do estudo do envelhecimento natural do cérebro. Por exemplo, os cientistas estão a aprender de que forma as alterações cerebrais relacionadas com a idade podem danificar os neurónios e afetar outros tipos de células cerebrais, contribuindo para os danos causados pela doença de Alzheimer.

Estas alterações relacionadas com a idade incluem a atrofia (encolhimento) de certas partes do cérebro, inflamação, danos vasculares, produção de moléculas instáveis chamadas radicais livres e disfunção mitocondrial (quebra da produção de energia numa célula).

**A genética e a perturbação funcional do cérebro que conduz à doença de Alzheimer.**

Os investigadores não encontraram um gene específico que cause diretamente a doença de Alzheimer. No entanto, ter uma forma do gene da apo lipoproteína aumenta o risco desta doença funcional do cérebro nas pessoas. Este gene tem diferentes formas. Uma delas, a APOE ε4, aumenta o risco de uma pessoa desenvolver a doença.

No entanto, o facto de se ser portador do gene APOE ε4 não significa necessariamente que se venha a desenvolver a doença de Alzheimer, e algumas pessoas sem APOE ε4 também a podem desenvolver. Além disso, os cientistas identificaram uma série de regiões de interesse no genoma do conjunto completo de ADN dos organismos que podem aumentar ou diminuir o risco de uma pessoa desenvolver a doença de Alzheimer em diferentes graus. A doença de Alzheimer, enquanto perturbação funcional ou estrutural do cérebro, ocorre no início da

doença, entre os 30 e os 60 anos de idade, e representa menos de 10%
de todos os doentes de Alzheimer. Alguns casos são causados por
alterações genéticas. A maioria das pessoas com síndroma de Down
tem uma perturbação funcional do cérebro (Alzheimer). T
Isto pode dever-se ao facto de as pessoas com síndrome de Down terem
uma cópia extra do cromossoma 21, que contém o gene que produz o
amiloide nocivo.

**Factores de saúde, ambientais e de estilo de vida**

A investigação mostra que uma série de factores, para além dos
genéticos, podem desempenhar um papel no desenvolvimento e no
processo da doença de Alzheimer. Por exemplo, a relação entre o
declínio cognitivo e as condições vasculares, como as doenças
cardíacas, os acidentes vasculares cerebrais e a hipertensão arterial,
bem como as condições metabólicas, como a diabetes e a obesidade,
podem tornar as pessoas propensas a esta anomalia.

Uma dieta saudável, atividade física, interação social e actividades
mentalmente estimulantes ajudam as pessoas a manterem-se saudáveis.
Estes factores podem também ajudar a reduzir o défice cognitivo e a
doença de Alzheimer. Os ensaios clínicos estão a investigar algumas
destas possibilidades.

**Diagnóstico de perturbação funcional conducente à doença de
Alzheimer**

Os médicos utilizam uma variedade de métodos e ferramentas para
determinar se uma pessoa com problemas de memória tem demência ou
uma possível demência relacionada com a doença de Alzheimer (uma

perturbação funcional do cérebro). Os investigadores perguntam ao indivíduo e a um familiar ou amigo sobre o seu estado geral de saúde, o consumo de medicamentos sem receita médica, a dieta, problemas médicos anteriores, a capacidade de realizar actividades diárias e alterações no comportamento e na personalidade, a atenção, contando análises médicas normais, como análises ao sangue e à urina, para identificar outras causas possíveis do problema exames ao cérebro, como a tomografia computorizada (TC), a ressonância magnética (RM) ou a tomografia por emissão de positrões (PET), para excluir outras causas possíveis destes sintomas.

Estes testes podem ser repetidos para dar aos médicos informações sobre a forma como a memória e outras funções cognitivas de uma pessoa se alteram ao longo do tempo. Ao associar as medidas clínicas ao exame do tecido cerebral aquando da autópsia, a doença de Alzheimer pode ser definitivamente diagnosticada post mortem. As pessoas com problemas de memória e de raciocínio devem falar com o seu médico para saber se os seus sintomas se devem à doença de Alzheimer ou a outra causa, como um acidente vascular cerebral, um tumor, a doença de Parkinson, perturbações do sono, efeitos secundários de medicamentos ou infecções. A demência em algumas destas doenças pode ser tratável e possivelmente reversível.

Se a doença de Alzheimer for diagnosticada, iniciar o tratamento nas fases iniciais da doença pode ajudar a manter o funcionamento diário durante algum tempo, e um diagnóstico precoce também ajuda as famílias a planear o futuro. Podem tratar das finanças e dos assuntos jurídicos, abordar potenciais questões de segurança, informar-se sobre as condições de vida e desenvolver redes de apoio. Além disso, o diagnóstico precoce dá às pessoas mais oportunidades de participar em ensaios clínicos que testam novos tratamentos para a doença de Alzheimer ou outra investigação.

**Participação em ensaios clínicos**

Todas as pessoas com Alzheimer ou MCI, bem como voluntários saudáveis com um historial familiar de Alzheimer, podem participar em ensaios clínicos. Os participantes na investigação clínica da doença de Alzheimer ajudam os cientistas a aprender como o cérebro muda no envelhecimento saudável e na doença cerebral funcional de Alzheimer. Ser voluntário num ensaio clínico é uma forma de ajudar a combater a doença de Alzheimer. Para garantir que os resultados são significativos para muitas pessoas, são necessários participantes de diferentes idades, géneros, raças e etnias.

**O tempo da doença de Alzheimer**

A doença de Alzheimer é complexa e é pouco provável que qualquer medicamento ou outra intervenção possa tratá-la com êxito. As abordagens actuais centram-se em ajudar as pessoas a manter a função mental, a gerir os sintomas comportamentais e a aliviar certos problemas, como a perda de memória. Os investigadores esperam desenvolver tratamentos que visem a criação de mecanismos genéticos, moleculares e celulares específicos para travar ou prevenir a causa principal da doença.

**Manter a função mental**

Vários medicamentos foram aprovados pela Food and Drug Administration (FDA) dos EUA para tratar os sintomas da doença de Alzheimer e são utilizados para tratar a doença de Alzheimer ligeira a moderada. Estes medicamentos actuam regulando os neurotransmissores, os químicos que transportam as mensagens entre os neurónios. Podem ajudar a reduzir os sintomas. No entanto, estes medicamentos não alteram o processo de doença subjacente. São eficazes para algumas pessoas, mas não para todas, e podem ajudar apenas durante um período de tempo limitado.

**Gestão do comportamento**

Os sintomas comportamentais comuns da doença de Alzheimer (perturbação funcional do cérebro) incluem insónia, confusão, ansiedade e agressividade. Os cientistas estão a aprender porque é que estes sintomas ocorrem e estão a estudar novos tratamentos - medicamentosos e não medicamentosos - para os controlar. A investigação demonstrou que o tratamento dos sintomas comportamentais pode fazer com que as pessoas com doença de Alzheimer se sintam melhor e facilitar a vida dos prestadores de cuidados.

**À procura de novos tratamentos?**

A investigação sobre a doença de Alzheimer progrediu ao ponto de os cientistas estarem a investigar formas de atrasar ou prevenir a doença, bem como os seus sintomas. Nos ensaios clínicos em curso apoiados pelo NIA, os cientistas estão a testar várias intervenções possíveis. No âmbito do estudo de medicamentos terapêuticos que visam vários tipos, incluindo a proteína beta-amiloide,

função cerebral e vascular, perda de sinapses e de neurotransmissores específicos, bem como intervenções indirectas como a atividade física, a dieta, o treino cognitivo e uma combinação destas abordagens.

## Apoio às famílias e aos tutores

Cuidar de alguém com Alzheimer pode ser física, emocional e financeiramente dispendioso. As exigências diárias da prestação de cuidados, a alteração dos papéis familiares e as decisões sobre a colocação numa instituição de cuidados podem ser difíceis. Existem várias abordagens e programas baseados em evidências que podem ajudar, e os investigadores estão à procura de novas e melhores formas de apoiar os prestadores de cuidados.

A sensibilização para esta doença é uma das estratégias importantes a longo prazo. Os programas que educam as famílias sobre as diferentes fases da doença de Alzheimer podem ajudar a lidar com as estratégias e outros desafios da prestação de cuidados. Boas competências para lidar com a situação, uma forte rede de apoio e o relaxamento são outras formas de ajudar os prestadores de cuidados a lidar com o stress de cuidar de alguém com doença de Alzheimer. Por exemplo, ser fisicamente ativo tem benefícios físicos e emocionais.

**Tipos de doenças nervosas nos idosos**

**Depressão e perda de humor**

Os seres humanos sentem-se naturalmente enfraquecidos quando entram na velhice por várias razões, como a solidão, o casamento ou a migração dos filhos, a perda de entes queridos e a perda de energia juvenil. Cerca de metade dos idosos sofre de depressão. Nesta altura, a pessoa idosa sente tristeza, desespero e indiferença, e verifica-se perda de apetite, perturbações do sono, distanciamento social e inatividade.

**Alzheimer e perturbações da memória**

A doença de Alzheimer é também uma das doenças neurológicas dos idosos e, após o seu aparecimento, a memória do idoso enfraquece gradualmente e, se não for controlada, fica completamente esquecida. Ao ponto de nem sequer se lembrar da mulher ou dos filhos. Nesta fase, pode perder a capacidade de controlar a urina e as fezes e fazer coisas involuntárias, como sair de casa sozinho.

**Parkinson**

Outra das doenças neurológicas e mentais mais importantes da velhice é a doença de Parkinson. A doença de Parkinson é uma doença neurológica que afecta o cérebro e perturba alguns movimentos do corpo. Entretanto, uma pessoa idosa pode não ser capaz de controlar o seu equilíbrio ou as suas mãos e cabeça podem sofrer tremores graves. Por vezes, algumas acções do corpo, como pestanejar, movimentos dos braços e das pernas e sorrir, acontecem inconscientemente na doença de Parkinson.

**Neuropatia nos idosos**

A neuropatia é uma doença em que as fibras nervosas do corpo são danificadas. Entre as causas mais importantes desta doença encontram-se as doenças metabólicas, como a diabetes, a anemia, a tiroide e as doenças reumáticas. Esta doença tem diferentes tipos e graus. Se afetar os nervos motores do idoso, este deixa de ser capaz de se mover. Por vezes, o doente pode sofrer de perturbações do movimento ou, em caso de envolvimento dos nervos sensoriais, o doente idoso pode sentir formigueiro e dormência nas mãos e nos pés.

**Perturbações do sono nos idosos**

Em alguns idosos, a doença nervosa manifesta-se sob a forma de perturbações do sono. Nesta altura, o sono pode ser mais ou menos longo ou de má qualidade e leve. As perturbações do sono são muito frequentes nas pessoas idosas. Se o sono do idoso for perturbado e se este for privado de um sono de qualidade, podem surgir problemas físicos, ansiedade e depressão ou agressividade ao longo do tempo.

**Ansiedade e stress nos idosos**

São vários os problemas e factores que podem causar ansiedade nos idosos. A perda de entes queridos, a distância dos filhos, o medo da doença, o medo da solidão e o medo da morte podem estar entre estes casos. A ansiedade e o stress nos idosos não se ficam por aqui e levam a problemas como problemas cardiovasculares, problemas digestivos e enfraquecimento do sistema imunitário.

**Tratamento das doenças nervosas nos idosos**

O tratamento das doenças nervosas nos idosos é diferente consoante o tipo de perturbação causada. Mas se quisermos nomear os seus tratamentos em geral, podemos mencionar os seguintes:

- ➢ Evitar a inatividade e a prática regular de desportos diários;
- ➢ Criar variedade e falta de uniformidade na vida;
- ➢ Tratamento de doenças como a anemia, as infecções e as doenças reumáticas;
- ➢ Evite o stress e consulte um conselheiro;
- ➢ Estilo de vida saudável e convívio com os colegas;
- ➢ Consultar um médico e tomar os medicamentos prescritos por ele;
- ➢ Dieta correcta e evitar alimentos nocivos.

**Cuidar de pessoas idosas com doenças neurológicas e mentais**

Os idosos com doenças neurológicas podem sofrer de depressão, ansiedade, Alzheimer, Parkinson, perturbações do sono ou neuropatia. Cada uma destas doenças acarreta muitos problemas que, por vezes, impedem o idoso de viver sozinho e de tratar dos seus assuntos pessoais. O melhor para estas pessoas é contratar uma enfermeira de idosos para cuidar delas como acompanhante.

**Encefalopatia hepática**

A encefalopatia hepática é um dos termos que pode ter visto em textos científicos ou notícias médicas, mas não sabe o que é a encefalopatia hepática? Em resposta a esta pergunta, importa dizer que este problema é uma espécie de deterioração relacionada com o funcionamento do cérebro, que é provocada pela acumulação e aumento de toxinas no sangue e que pode causar outros problemas.

**O que é a encefalopatia hepática?**

Como já foi referido, a encefalopatia hepática é um problema causado pela acumulação de toxinas no sangue e é um tipo de deterioração da função cerebral. Este problema ocorre principalmente em pessoas que sofrem de lesões hepáticas agudas, porque o fígado é responsável pela eliminação de toxinas como o amoníaco e, quando o fígado está doente, não consegue eliminar essas toxinas adequadamente.

Por conseguinte, as toxinas acumulam-se no corpo e deslocam-se para outros órgãos. Este problema tem dois tipos diferentes, ou seja, pode ser tanto agudo (a curto prazo) como crónico (a longo prazo). Por outro lado, como esta doença afecta o funcionamento do cérebro, pode fazer com que o funcionamento do cérebro sofra e a pessoa que sofre desta doença perca a consciência e entre em coma.

**Tipos de encefalopatia hepática**

Até à data, os médicos identificaram três tipos desta doença, que passamos a apresentar e a explicar.

> **Encefalopatia de tipo A:** Esta forma de encefalopatia hepática ocorre quando o problema da insuficiência hepática atinge o nível mais agudo. Deve dizer-se que esta condição ocorre principalmente em pessoas que não têm um historial de problemas hepáticos, porque a função hepática diminui à maior velocidade. O consumo excessivo de álcool e as infecções por hepatite são as causas mais comuns da encefalopatia de tipo A.

> **Encefalopatia de tipo B:** Este tipo de encefalopatia ocorre quando o sangue não passa pelo fígado como habitualmente e, em vez disso, passa à volta do fígado. Como resultado, o sangue não é limpo de toxinas e pode causar problemas. As anomalias

de carácter e os traumatismos são as causas mais comuns deste tipo de encefalopatia.

- ➤ **Encefalopatia de tipo C:** A cirrose hepática é o problema mais grave relacionado com o fígado e este tipo de encefalopatia é causado por esta doença. Com a ocorrência deste problema, o fígado perde gradualmente a sua capacidade de eliminar as toxinas do sangue, o que provocará vários outros problemas.

**Tipos de encefalopatia hepática**

**Sintomas da encefalopatia hepática**

Os sintomas da encefalopatia hepática podem ser diferentes consoante a causa da lesão hepática e a sua gravidade. De seguida, mencionamos os sintomas mais evidentes.

- ➤ Dificuldade em pensar e concentrar-se;
- ➤ Alterações de personalidade;
- ➤ Confusão;
- ➤ Esquecimento;
- ➤ Hálito doce ou azedo;
- ➤ Ansiedade grave;
- ➤ Fraqueza e sonolência extremas;
- ➤ Convulsões;
- ➤ Tremor das mãos e dos braços;
- ➤ Movimentos lentos.

**Diagnóstico da encefalopatia hepática**

Para diagnosticar a encefalopatia hepática, é necessário ser examinado por um neurologista. A seguir, o médico pedirá uma série de exames, que incluem análises ao sangue, exames imagiológicos como a ressonância magnética, uma TAC cerebral e um EEG.

**Tratamento da encefalopatia hepática**

Após o diagnóstico desta doença, é altura de tratar a encefalopatia hepática e, para muitas pessoas, coloca-se a questão de saber se a encefalopatia hepática tem cura ou não. Em resposta, deve dizer-se que o tratamento desta doença depende da gravidade e da causa subjacente da doença.

Por exemplo, se a ingestão de proteínas tiver causado esta complicação, deve minimizar o consumo de alimentos ricos em proteínas, como carne vermelha, ovos e peixe. É claro que, para o tratamento da encefalopatia hepática, ele também sugere o uso de medicamentos, de modo que o médico prescreve antibióticos e lactulose, que são tipos de medicamentos para encefalopatia hepática, para retardar a absorção de toxinas do sangue. Claro que, se estiver à procura de um tratamento à base de plantas para a encefalopatia hepática, pode incluir o ruibarbo no seu plano. Estudos demonstram que o consumo de ruibarbo pode ser eficaz no tratamento de doenças do fígado e até mesmo na prevenção destes problemas.

**A encefalopatia hepática pode ser prevenida?**

A melhor forma de prevenir a encefalopatia hepática é prevenir ou controlar a doença hepática. Por conseguinte, deve evitar o álcool e os alimentos gordos e prestar especial atenção à sua saúde e ao seu fígado.

**Qual é a perspetiva a longo prazo da encefalopatia hepática?**

Se este problema for diagnosticado a tempo e o processo de tratamento for efectuado, a probabilidade de recuperação aumenta.

**Que complicações estão associadas à encefalopatia hepática?**

Esta complicação provoca complicações irreparáveis, como o inchaço do cérebro e a falência dos órgãos. Por isso, deve ser diagnosticada rapidamente para que se possa iniciar o tratamento.

**Doenças neurológicas**

A perturbação nervosa é uma das perturbações do sistema nervoso. As perturbações estruturais, bioquímicas ou eléctricas do cérebro, da medula espinal ou de outros nervos podem provocar uma vasta gama de sintomas. Alguns exemplos de sintomas incluem paralisia, fraqueza muscular, falta de coordenação, perda de sensibilidade, convulsões, confusão, dor e défice cognitivo. Existem muitas doenças neurológicas conhecidas, algumas são relativamente comuns, mas outras são muito raras. Podem ser examinadas através de exame neurológico e tratadas nas especialidades de neurologia e psicologia clínica.

As intervenções para as perturbações neurológicas incluem medidas preventivas, alterações do estilo de vida, fisioterapia ou outros tratamentos, reabilitação neurológica, tratamento medicamentoso da dor ou operações efectuadas por neurocirurgiões. A Organização Mundial de Saúde estimou, em 2006, que as doenças neurológicas e as suas consequências (consequências directas) afectam cerca de mil milhões de pessoas em todo o mundo, e que as desigualdades em matéria de saúde e a exclusão social/discriminação são as seguintes Identifica os principais factores associados à deficiência e ao sofrimento que lhe está associado. Embora o cérebro e a espinal medula estejam envoltos em membranas resistentes, encerrados nos ossos do crânio e da coluna vertebral e separados quimicamente pela barreira hemato-encefálica, são extremamente sensíveis se forem comprometidos. Os nervos encontram-se geralmente sob a pele, mas podem ser danificados. Os neurónios individuais, as redes neuronais e os nervos que nelas se formam são sensíveis a perturbações electroquímicas e estruturais.

A neuro-regeneração pode ocorrer no sistema nervoso periférico, ultrapassando assim algumas complicações ou contornando-as, mas é rara no cérebro e na espinal medula.

**Causas das doenças neurológicas**

As causas específicas das doenças neurológicas variam, mas podem incluir perturbações genéticas, perturbações ou distúrbios congénitos, infecções, estilo de vida ou problemas de saúde ambientais, incluindo má nutrição e lesões cerebrais, lesões da espinal medula ou lesões nervosas. Este problema pode começar noutro sistema do corpo que interage com o sistema nervoso. Por exemplo, as doenças cerebrais e cerebrovasculares incluem lesões cerebrais devidas a problemas com os vasos sanguíneos (sistema cardiovascular) do cérebro, as doenças auto-imunes incluem lesões causadas pelo sistema nervoso.

Doenças autoimunes de depósito lisossómico, como a doença de Niemann-Pick, podem provocar lesões nervosas. O National Institute of Health recomenda que se considere a avaliação de uma doença celíaca de base em pessoas com sintomas neurológicos desconhecidos, especialmente neuropatia periférica ou ataxia, pois numa minoria significativa de casos de sintomas neurológicos, a causa neurológica não pode ser identificada utilizando os procedimentos de teste actuais. E essas condições idiopáticas podem convidar a várias teorias sobre o que está a acontecer.

**Eventos cerebrovasculares**

O acidente vascular cerebral (AVC) é a doença neurológica incapacitante mais comum em adultos na maior parte do mundo. A doença cerebrovascular é um tipo de doença que ameaça gravemente a saúde humana. Esta doença tem quatro características: elevada prevalência, elevada taxa de mortalidade, elevada taxa de incapacidade e elevada taxa de recorrência. O AVC é a segunda principal causa de morte no mundo.

Esta doença ocorre principalmente em adultos e idosos. Em 2001, os acidentes vasculares cerebrais foram responsáveis por 5,5 milhões de mortes em todo o mundo, o que corresponde a 9,6% de todas as mortes. A incidência anual de AVC é de 15 milhões de pessoas no mundo, um terço dos quais morre e um terço fica permanentemente incapacitado. Dois terços destas mortes registam-se em pessoas que vivem em países em desenvolvimento e 40% em pessoas com menos de 70 anos. O AVC é a terceira causa mais comum de incapacidade em adultos nos países desenvolvidos.

Apesar da diminuição gradual da taxa de mortalidade global por acidentes vasculares cerebrais num grande número de países desenvolvidos, os acidentes vasculares cerebrais continuam a ser considerados como uma das causas importantes de morte e incapacidade, e a sua incidência tem aumentado nos países em desenvolvimento. Os principais factores de risco incluem a idade avançada, hipertensão arterial, doenças cardíacas, diabetes mellitus, antecedentes de doença cerebrovascular e fibrilhação auricular, bem como factores de risco secundários, incluindo hiperlipidemia, obesidade, policitemia, tabagismo, consumo de álcool ou cocaína, hereditariedade, uso de contraceptivos orais e outros medicamentos e diferenças sazonais. A idade é o fator de risco mais forte para os acidentes vasculares cerebrais, pelo que, após os 55 anos de idade, a incidência de acidentes vasculares cerebrais duplica a cada década.

Depois do envelhecimento, a hipertensão arterial é o fator de risco mais importante que pode ser ajustado e aumenta o risco de acidentes vasculares cerebrais em 4 vezes, respetivamente, a diabetes (risco de acidentes vasculares cerebrais isquémicos) e o tabagismo aumentam o risco de acidentes vasculares cerebrais em 2 e 3 vezes, e a fibrilhação auricular aumenta a mortalidade causada por acidentes vasculares cerebrais em 5 vezes.

Os acidentes vasculares cerebrais são classificados em duas categorias: Isquémico e hemorrágico. Na população caucasiana, cerca de 80% dos AVCs são isquémicos, 10%-15% são hemorragias intracerebrais, 5% são hemorragias intracranianas e os restantes são AVCs por outras causas. Estudos efectuados em países asiáticos mostram que o número de casos de hemorragia intracerebral é superior ao dos caucasianos, que é de aproximadamente 20% a 30%.

**Acidentes cerebrovasculares isquémicos:** A maioria dos acidentes vasculares cerebrais são isquémicos e a causa mais comum é a fibrilhação auricular. O resultado do primeiro evento isquémico com fibrilhação auricular será incapacitante em 60% dos casos e fatal em 20% dos casos. Normalmente, não há cefaleias graves nestes doentes.

O início agudo ocorre por vezes durante o sono. O início da doença é súbito e a evolução clínica subsequente está associada a vários graus de recuperação na ausência de acidentes cerebrovasculares. Normalmente, não há perturbação da perceção e da consciência ou esta é ligeira. Na história dos doentes, pelo menos 20% dos casos têm um ataque isquémico transitório.

**Eventos cerebrovasculares hemorrágicos:** A hemorragia intracerebral espontânea tem geralmente um início súbito durante a atividade e é causada principalmente por doença hipertensiva e raramente pode ser causada por distúrbios da coagulação, anomalias vasculares no cérebro e dieta (como o consumo elevado de álcool, concentrações elevadas de colesterol, pressão arterial baixa e elevada). A hemorragia intracerebral espontânea é mais comum nos países em desenvolvimento do que nos países desenvolvidos.

As razões para estas diferenças ainda não são claras, mas as alterações na dieta, a atividade física, o tratamento da hipertensão e a genética podem ser responsáveis. Neste tipo de acidente vascular cerebral, é frequente o doente entrar rapidamente em coma, mas podem ocorrer pequenas hemorragias sem perturbar a consciência. A hemorragia subaracnóidea é a causa de cerca de 5% de todos os eventos cerebrovasculares. Normalmente, a hemorragia subaracnoideia caracteriza-se pelo aparecimento súbito de fortes dores de cabeça e perturbações da consciência.

**9 perturbações do movimento comuns que deve conhecer**

As perturbações do movimento são um conjunto de condições que diminuem ou aumentam a intensidade dos movimentos no sistema nervoso. As perturbações do movimento são conhecidas em inglês como Movement Disorders. Estas alterações podem ser voluntárias ou involuntárias. Esta categoria de perturbações físicas é neurológica e inclui uma vasta gama. Os tipos de perturbações do movimento incluem os seguintes:

**1. Perturbação do movimento por ataxia**

A ataxia afecta as partes do cérebro que são responsáveis pela coordenação dos movimentos. A perturbação do movimento atáxico inclui os seguintes sintomas:

> Movimentos descoordenados e desequilibrados;
> Movimentos involuntários e percussivos de partes do corpo;
> Produzir sons indesejáveis, como gritos ou berros.

**As causas desta doença são variadas, mas geralmente incluem os seguintes factores**

> Doenças genéticas ou alterações nos genes;
> Doenças recorrentes ou degenerativas;
> Infecções ou outras doenças tratáveis que são ignoradas.

A ataxia é uma perturbação progressiva ou fixa do movimento que não se repete necessariamente ao longo do tempo.

**2. Perturbação do movimento da esclerose múltipla**

Esta doença neurológica rara afecta muitas partes do sistema cerebral. Esta doença agrava-se com o tempo e leva a várias perturbações do movimento, como a perturbação do movimento dos pés. Os espasmos musculares são o tipo de perturbação do movimento mais comum nos doentes com esclerose múltipla. Outras perturbações do movimento na EM incluem rigidez e espasmos, distonia focal, mioclonia, coreia, parkinsonismo e síndrome das pernas inquietas (um tipo de perturbação do movimento na perna).

### 3. Perturbação estereotípica dos movimentos

Neste tipo de perturbação, são repetidos movimentos involuntários, repetitivos e rítmicos. Por exemplo, bater com a cabeça, abanar as mãos e abanar o corpo todo. A diferença entre esta perturbação motora e os outros tipos de perturbação do neurónio motor é que a pessoa afetada se prejudica a si própria e lesiona o seu corpo. Estes movimentos afectam a pessoa várias vezes por dia e duram de alguns segundos a alguns minutos. Estes movimentos afectam o desempenho da pessoa na vida quotidiana.

### 4. Perturbação da motilidade esofágica

Neste tipo de perturbação do movimento, os músculos do pescoço têm contracções involuntárias. Estas contracções fazem com que o pescoço se dobre para um dos lados dos ombros ou que o pescoço se mova alternadamente para a frente ou para trás. Também se observam tremores na cabeça e no pescoço neste tipo de perturbação.

### 5. Perturbação do movimento de Parkinson

A doença de Parkinson propaga-se gradualmente no corpo. Provoca tremores, rigidez e secura dos músculos, movimentos lentos e menor mobilidade ou mesmo desequilíbrio. As perturbações do movimento de Parkinson têm outras complicações. Estas complicações não estão relacionadas com o sistema motor. O enfraquecimento do olfato, a obstipação e a diminuição da perceção são alguns desses sintomas.

A doença de Parkinson é um tipo de perturbação do movimento. Este tipo particular de perturbação da perceção motora começa com sintomas de lentidão, rigidez e secura dos músculos e tremores. O tratamento de perturbações do movimento como a doença de Parkinson requer uma avaliação cuidadosa por um neurologista. A doença de Parkinson pode ser a causa do abrandamento dos movimentos do corpo.

## 6. Perturbação periódica dos movimentos

A PLMD ou perturbação periódica dos movimentos dos membros é um dos tipos de perturbações do movimento. Esta complicação é uma das perturbações do movimento relacionadas com o sono. Uma pessoa experimenta movimentos frequentes numa parte do corpo enquanto dorme e o seu sono é perturbado. Pode mesmo acordar completamente. Estes movimentos involuntários e perturbadores afectam geralmente os membros inferiores.

Por exemplo, os alongamentos do pé, do dedo grande do pé, do tornozelo, do joelho e da coxa. Alguns doentes também apresentam estas perturbações nas partes superiores do corpo. Esta perturbação do movimento pode ser considerada como uma perturbação do movimento das pernas. Esta perturbação do movimento das pernas tem muitos efeitos na vida quotidiana dos doentes com perturbações do movimento e até no seu sono.

## 7. Perturbações do movimento no autismo

A doença das perturbações do movimento é observada em pessoas com autismo ou perturbações do espetro do autismo. Muitas crianças com autismo têm problemas na coordenação global das partes do corpo. Além disso, enfrentam muitas dificuldades em mover objectos enquanto se deslocam, saltam e são activas. A necessidade desta coordenação deve-se ao facto de a coordenação ser vital para a mudança de posição, por exemplo, de sentado para de pé e vice-versa. Na transferência de força, por exemplo, levantar objectos e bater na bola desempenha um papel essencial. Além disso, a ligação e a desconexão de partes do corpo simétricas e assimétricas são necessárias para muitas tarefas.

## 8. O que é a perturbação sensório-motora?

A perturbação sensório-motora na pessoa afetada enfraquece os receptores sensoriais dos músculos na receção e transmissão de mensagens nervosas. Esta perturbação é um dos tipos de perturbação dos movimentos denominada discinesia tardia. Esta perturbação também é conhecida como perturbação dos movimentos retardados. Esta doença está associada a tiques nervosos, movimentos musculares voluntários ou involuntários.

## 9. Perturbações do movimento induzidas por medicamentos

Algumas perturbações do movimento são efeitos secundários dos medicamentos antipsicóticos. Medicamentos como a clorpromazina, a flufenazina, o haloperidol, a perfenazina, a proclorprazina, a tioridazina e a trifluoperazina têm efeitos secundários como as perturbações do movimento. Estes medicamentos antipsicóticos pertencem à primeira ou à mais antiga categoria de medicamentos neuropsiquiátricos. Atualmente, devido aos seus numerosos e irreparáveis efeitos secundários, não são utilizados ou têm uma utilização muito limitada.

**Perturbações do movimento nas crianças**

Os recém-nascidos ainda não passaram por todas as fases de crescimento e desenvolvimento. Esta complicação provoca todo o tipo de perturbações no andar da criança. A criança não é capaz de controlar a intensidade dos movimentos. Além disso, pode não ser capaz de mover o lado do corpo que deseja. A abordagem de tratamento para as perturbações do movimento em crianças com esta doença é a mesma que para as perturbações do movimento em adultos. No sentido de que, dependendo do diagnóstico do médico, a terapia medicamentosa e os métodos auxiliares são diferentes. Geralmente, as crianças recebem prescrição de dopamina, estimulação das células nervosas mentais, sessões de fisioterapia e injecções de Botox. O médico pode também recomendar medicamentos orais.

**Tratamento das perturbações do movimento**
> Os bloqueadores beta são prescritos para reduzir os tremores e os sintomas físicos.
> São prescritos medicamentos anti-tremores (especialmente para reduzir os tremores das mãos).
> Os medicamentos colinérgicos são utilizados para reduzir a eficácia da acetilcolina. Estes medicamentos reduzem a rigidez muscular e os tremores corporais.
> Medicamentos anti-ansiedade que são utilizados para relaxar

temporariamente os músculos e os espasmos musculares. Os ansiolíticos actuam no sistema nervoso central.

> Botox para bloquear os químicos que causam espasmos musculares.

**O que é uma bolsa de estudo para perturbações do movimento?** As bolsas de estudo médicas são cursos de formação especializados na área da medicina que apenas os médicos com conhecimentos especializados e subespecialidade podem frequentar. Os melhores médicos em doenças do movimento têm uma bolsa de estudo em doenças do movimento.

**Todas as perturbações do movimento podem ser tratadas?** Depende do tipo de perturbação do movimento. Alguns tipos de doenças do movimento têm tratamento definitivo e outros são controlados com a ajuda de um médico, medicamentos e fisioterapia.

**As perturbações do movimento são sintomas de outra doença?** Sim, estas perturbações podem ser um sinal de uma doença mais grave, como a doença de Parkinson ou a esclerose múltipla. É claro que não há motivo para preocupações e que estes sintomas podem ser controlados.

**Qual é a causa das perturbações do movimento na doença de Parkinson?** A doença de Parkinson afecta os músculos. Este efeito negativo leva à rigidez e secura dos músculos e a movimentos lentos.

**O que é uma perturbação do equilíbrio?** A perturbação do equilíbrio corporal provoca tonturas, instabilidade e vertigens. A pessoa sente que o mundo está a girar à sua volta ou que pode cair a qualquer momento. Estas sensações ocorrem quando se está sentado, de pé ou mesmo deitado. A principal causa do desequilíbrio está relacionada com o ouvido interno (aparelho vestibular), mas existem também outras causas.

**No final das perturbações do movimento**

Diferentes razões levam a diferentes tipos de perturbações do movimento e vice-versa, as perturbações do movimento podem causar doenças graves e difíceis. Os sintomas de perturbações do movimento, desequilíbrio e movimentos involuntários devem ser acompanhados. As pessoas que sofrem desta doença ou os familiares do doente devem fornecer uma descrição completa da doença ao médico. Este é o primeiro passo para a recuperação.

**Sintomas das perturbações do movimento nas crianças**

A causa das perturbações do movimento nas crianças tem as seguintes razões possíveis:

> ➢ Danos no cérebro;
> ➢ Condições genéticas ou metabolismo do corpo;
> ➢ Efeitos secundários de alguns medicamentos;
> ➢ Ataque dos glóbulos brancos às células internas;
> ➢ História de infeção.

**Tipos de perturbações do movimento nas crianças**

Os tipos de perturbações do movimento nas crianças são os seguintes e estes factores podem agravar-se ou complementar-se mutuamente.

**Perturbação do movimento em crianças ansiosas**

Os tiques nervosos são o tipo de perturbação mais comum nas crianças; estes tiques são nervosos e causados pelo stress, frequentes, involuntários e descoordenados. Aparecem frequentemente durante o sono e aumentam com o stress, a ansiedade e a excitação.

**Perturbações do movimento em crianças comunicativas**

As crianças com este tipo de perturbação têm dificuldade em falar e em falar. Identificar os seus pontos fortes e fracos na comunicação é essencial e requer uma avaliação. Esta avaliação não é diferente da avaliação de crianças saudáveis; segue-se um procedimento semelhante, claro, com correspondências actualizadas e necessárias. A necessidade de reconhecimento deve-se ao facto de o médico especialista não poder aplicar um tratamento eficaz enquanto não vir as competências actuais, as limitações de comunicação e o impacto destes problemas na vida da criança.

**Perturbações do movimento em crianças deprimidas**

As perturbações do movimento são frequentemente observadas em crianças que sofrem de perturbações de ansiedade, esquizofrenia, síndrome de Tourette e vários tipos de depressão. Pelo contrário, o não tratamento das perturbações do movimento nas crianças conduz à depressão e à ansiedade. É necessário consultar um neurologista para resolver o problema.

**Perturbações do movimento em diferentes idades**

As perturbações do movimento em crianças de cinco anos e as perturbações do movimento em crianças de quatro anos são observadas em pessoas que sofrem de distonia. Na distonia, a criança tem espasmos musculares involuntários e frequentes. Esta perturbação é observada no grupo das perturbações do movimento nas pernas das crianças (nos membros inferiores da criança).

**Perturbações do movimento em crianças progressivas**

Outro tipo de perturbação do movimento observada em crianças e adolescentes é a chamada Ataxia. Esta perturbação pode ser progressiva ou constante e inclui falta de coordenação nos membros pares e falta de equilíbrio e quedas. A condição física da criança está constantemente a mudar.

**Perturbação do movimento em crianças processadas**

Esta doença está relacionada com o processamento de sinais enviados por duas partes do cérebro: o tálamo e o córtex cerebral. Os sinais enviados pelo tálamo são responsáveis pelos movimentos de contração. O córtex cerebral, por outro lado, é responsável pelo comportamento racional e racional de uma pessoa. A anulação das mensagens do tálamo no processamento provoca tiques motores na criança. No distúrbio sensório-motor em crianças, o sinal não é recebido e transmitido corretamente.

**Perturbações das capacidades de movimento nas crianças**

As capacidades motoras das crianças, tal como outras capacidades, são formadas e desenvolvidas no cérebro. As crianças com perturbações do movimento têm dificuldade em movimentar corretamente os membros. Os movimentos são menos ou mais intensos. Por exemplo, uma criança quer mover a sua perna direita para a frente, mas acidentalmente dá-lhe um pontapé ou bate-lhe.

**Tratamento das perturbações do movimento nas crianças**

A abordagem e o processo de tratamento são diferentes para cada criança. O procedimento de tratamento depende do tipo de doença, da causa desta complicação e da sua progressão ou estabilidade. Se for necessário um tratamento, o médico especialista faz as seguintes escolhas

> Medicamentos orais para controlar os espasmos musculares, a rigidez muscular e os tremores indesejáveis;
> Injeção de Botox em caso de tiques neuromusculares na parte específica envolvida;
> Fisioterapia para melhorar a coordenação da intensidade da força aplicada nas pernas e aumentar a coordenação;

> Estimulação mental profunda com abordagens terapêuticas da psicanálise cirúrgica;
> Administração de dopamina para um melhor controlo cerebral.

**As perturbações do movimento nas crianças são congénitas?** As perturbações do movimento nas crianças podem ser genéticas ou adquiridas. Uma pancada forte na cabeça da criança ou uma infeção conduzem a estas perturbações.

**Qual é o tratamento das perturbações do movimento nas crianças?**

O tipo de tratamento depende do tipo de perturbação do movimento. Normalmente, são recomendados medicamentos, fisioterapia ou injecções de Botox.

**Como é que as perturbações do movimento aparecem nas crianças?**

É preciso saber que os diferentes tipos de perturbações do movimento nas crianças têm sinais e sintomas diferentes. Desde a incoordenação dos movimentos do corpo até à baixa capacidade de comunicação, estes são os sintomas desta perturbação do movimento nas crianças.

# Referências


Abdelwahab e C. Busso, "Study of Dense Network Approaches for Speech Emotion Recognition", em 2018 IEEE International Conference on Acoustics, Speech and Signal Processing (ICASSP), 2018, pp. 5084-5088.

Alexander JH, Hafley G, Harrington RA, et al. (2005). Efficacy and safety of edifoligide, an E2F transcription fator decoy for prevention of vein graft failure following coronary artery bypass graft surgery: PREVENT IV: um estudo randomizado e controlado.JAMA,294,2446-2454.

Altun e G. Polat, "Boosting selection of speech-related features to improve performance of multi-class SVMs in emotion detection," Expert Syst. Appl., vol. 36, no. 4, pp. 8197-8203, 2009.

Bansal D, Muppidi R, Singla S, Sukhija R, Zarich S, L.Mehta J, et al.(2008). Percutaneous Intervention on the Saphenous Vein Bypass Grafts-Long-Term Outcomes. medtronic, 71,58-61.

Barner HB, Bailey M, Guthrie TJ, et al. (2012). Patência da artéria radial livre e do enxerto T como conduto de bypass da artéria coronária durante um período de 15 anos. Circulation, 126 (11 suppl. 1),140-144.

Beloualil, S. Gupta, V. Sourirajan, N. Allen e A. Alaoui, "Análise acústica e linguística da fala para ideação suicida entre veteranos dos EUA", em Bio Data Mining, 2021, pp. 1-17.

Bitouk, R. Verma, e A. Nenkova, "Class-level spectral features for emotion recognition," Speech Commun., vol. 52, n.º 7, pp. 613-

625, 2010.

Bozkurt, E. Erzin, Ç. E. Erdem, e A. T. Erdem, "Formant position based weighted spectral features for emotion recognition," Speech Commun., vol. 53, no. 9, pp. 1186-1197, 2011.

Brilakis E, V.Rao S, Banerjee S, Goldman S, A.Shunk K, R.Holmes D, et al.(2011). Intervenção Coronária Percutânea em Artérias Nativas Versus Enxertos de Bypass em Pacientes com Enxerto de Artéria Coronária Anterior. J A C C,4(8),844-850.

Burkhardt, A. Paeschke, M. Rolfes, W. F. Sendlmeier, e B. Weiss, "A database of German emotional speech," in Proc. 9th Eur. Conf. Speech Commun. Technol., 2005, pp. 1-4.

Campeau L, Enjalbert M, Lespe'rance J, et al. A relação dos factores de risco com o desenvolvimento de aterosclerose nos enxertos de ponte de safena e a progressão da doença na circulação nativa. Um estudo 10 anos após a cirurgia de bypass aortocoronário. N Engl J Med. 1984;311: 1329-32.

Chandaka, A. Chatterjee, e S. Munshi, "Support vetor machines employing cross - correlation for emotional speech recognition," Measurement, vol. 42, no. 4, pp. 611-618, 2009.

Chang, S. Scherer. "Aprendendo representações de discurso emocional com redes adversárias generativas convolucionais profundas". Em: Conferência Internacional IEEE 2017 sobre Acústica, Fala e Processamento de Sinais (ICASSP). IEEE. 2017.

Chen, X. He, J. Yang e H. Zhang, "Redes neurais recorrentes convolucionais 3-D com modelo de atenção para reconhecimento de emoções na fala", IEEE Signal Process.

Lett., vol. 25, no. 10, pp. 1440-1444, out. 2018.

Coolong A, Baim DS, Kuntz RE, et al. (2008). Saphenous vein graft stenting and major adverse cardiac events: a predictive model derived from a pooled analysis of 3958 patients. Circulation, 117,790-797.

Davis KB, Chaitman B, Ryan T, Bittner V, Kennedy JW. Comparison of 15-year survival for men and women after initial medical or surgical treatment for coronary artery disease. J Am Coll Cardiol. 1995; 25:1000-9.

De Feyter PJ. (2003). Tratamento percutâneo das obstruções das pontes de safena: um problema persistente e obstinado. Circulation,107,2284-2286.

de Jaegere PP, van Domburg RT, Feyter PJ, et al. (1996). Long-term clinical outcome after stent implantation in saphenous vein grafts. J Am Coll Cardiol, 28,89-96.

Eyben, F. Weninger, F. Gross, e B. Schuller, "Recent developments in open SMILE, the Munich open-source multimedia feature extrator," in Proc. 21st ACM Int. Conf. Multimedia MM, 2013, pp. 835-838.

Gharavian, M. Sheikhan e F. Ashoftedel, "Melhoria do reconhecimento de emoções usando características suplementares de formantes normalizados por um híbrido de modelo DTW-MLP-GMM", Neural Comput. Appl., vol. 22, no. 6, pp. 1181-1191, 2013.

Glorot e Y. Bengio, "Understanding the difficulty of training deep feedforward neural networks," in Proc. 13th Int. Conf. Artif. Intel. Statist., 2010, pp. 249256.

Goodfellow, J. Pouget-Abadie, M. Mirza, B. Xu, D. Warde-Farley, S. Ozair, A. Courville, Y. Bengio. "Redes adversárias generativas". In: Avanços em sistemas de processamento de informações neurais. 2014.

Greenland P, Knoll MD, Stamler J, et al. Major risk factors as antecedents of fatal and nonfatal coronary heart disease events. JAMA. 2003; 290:891-7.

Guyon e A. Elisseeff, "An Introduction to Variable and Feature Selection," J. Mach. Learn. Res., vol. 3, pp. 1157-1182, Mar. 2003.

Hakeem A, Helmy T, Munsif S, et al. Segurança e eficácia de stents com eluição de fármacos em comparação com stents metálicos nus para intervenções em enxertos de veia safena: A comprehensive meta-analysis of randomized trials and observational studies comprising 7,994 patients. Catheter Cardiovasc Interv 2011; 77: 343-355.

Han, D. Yu e I. Tashev, Speech Emotion Recognition Using Deep Neural Network and Extreme Learning Machine. 2014.

Head SJ, Milojevic M, Daemen J, et al. Mortalidade após cirurgia de revascularização do miocárdio versus intervenção coronária percutânea com stent para doença arterial coronariana: uma análise agrupada de dados de pacientes individuais. *Lancet2018;* 391:939-48. 10.1016/S0140-6736(18)30423-9

Hiscock M, Oqueli E, Dick R. (2007). Intervenção percutânea com enxerto de veia safena: uma revisão. Heart Lung Circ,16,51-5.

Hu, T. Tan, e Y. Qian, "Generative adversarial network-based data augmentation for noise-robust speech recognition," in Proc. IEEE Int. Conf. Acústica, Processo de Sinal de Fala. (ICASSP), abril de 2018, pp. 5044-5048.

Kockmann, L. Burget, e J. "Honza" Cernocky, "Application of speaker- and language identification state-of-the-art techniques for emotion recognition," Speech Commun., vol. 53, no. 9, pp. 1172-1185, 2011.

Laukka, D. Neiberg, M. Forsell, I. Karlsson, e K. Elenius, "Expressão de efeito em discurso espontâneo: Acoustic correlates and automatic detection of irritation and resignation," Comput. Speech Lang, vol. 25, no. 1, pp. 84-104, 2011.

Leal S, Teles RC, Cale R, Sousa PJ, Brito J, Raposo L, et al. (2011).Revascularização percutânea

Luengo, E. Navas, e I. Hernaez, "Análise e avaliação de características para a identificação automática de emoções na fala," IEEE Trans. Multimedia, vol. 12, no. 6, pp. 490-501, Out. 2010.

Luengo, E. Navas, e I. Hernáez, "Feature Analysis and Evaluation for Automatic Emotion Identification in Speech," Multimedia, IEEE Trans., vol. 12, pp. 490501, Nov. 2010.

M. Albornoz, D. H. Milone, e H. L. Rufiner, "Spoken emotion recognition using hierarchical classifiers," Comput. Speech Lang., vol. 25, no. 3, pp. 556-570,
2 011.

Palo e M. Mohanty, "Modified-VQ Features for Speech Emotion Recognition," J. Appl. Sci., vol. 16, pp. 406-418, Sep. 2016.

Parang P, Arora R. (2009). Doença do enxerto de veia coronária:

patogénese e prevenção. Can J Cardiol,25,57-62.

Pérez-Espinosa, C. A. Reyes-García e L. Villaseñor-Pineda, "Acoustic feature selection and classification of emotions in speech using a 3D continuous emotion model," Biomed. Signal Process. Control, vol. 7, no. 1, pp. 79-87,

2 012.

Polzehl, A. Schmitt, F. Metze, e M. Wagner, "Anger recognition in speech using acoustic and linguistic cues," Speech Commun., vol. 53, no. 9, pp. 1198-1209, 2011.

Pucelikova T, Mehran R, Kirtane AJ, et al. Resultados a curto e longo prazo após tratamento percutâneo assistido por stent de enxertos de veia safena na era dos stents farmacológicos. Am J Cardiol 2008; 101: 63-68.

R. Deller Jr, J. G. Proakis, e J. H. L. Hansen, Discrete-time Processing of Speech Signals. Basingstoke, U.K.: Macmillan Pub, 1993.

Schuller et al., "The INTERSPEECH 2010 paralinguistic challenge," in Proc. Inter speech, Sep. 2010, pp. 2794-2797.

Schuller, R. Müller, M. Lang, e G. Rigoll, Speaker independent emotion recognition by early fusion of acoustic and linguistic features within ensembles. 2005.

Schuller, S. Steidl, A. Batliner, F. Schiel, e J. Krajewski, "The INTERSPEECH 2011 speaker state challenge," in Proc. Interspeech, Sep. 2011, pp. 3201-3204.

Schuller, S. Steidl, e A. Batliner, "The INTERSPEECH 2009 emotion challenge," in Proc. Inter speech, Sep. 2009, pp. 312-315.

Shilandari, H. Marvi, H. Khosravi e W. Wang "Speech emotion

recognition using data augmentation method by cycle-generative adversarial networks," in Journal of Signal, Image, and Video Processing,

Windecker S, Neumann FJ, Juni P, Sousa-Uva M, Falk V. Considerações para a escolha entre cirurgia de revascularização do miocárdio e intervenção coronária percutânea como estratégias de revascularização nas principais categorias de pacientes com doença arterial coronária multiarterial estável: um artigo de acompanhamento da força-tarefa das diretrizes ESC / EACTS de 2018 sobre revascularização do miocárdio. *Eur Heart J.* 2019;40 :204-212.

Zajac P, Zycinski P, Qawoq H, Jankowski L, Peruga J, Wcislo T, etal. (2016).Outcomes of percutaneous coronary intervention in patients after previous coronary artery bypass surgery. Kardiologiapolska,74(4),322-330.

Zhang, J. Han, K. Qian, C. Janott, Y. Guo e B. Schuller, "Snore- GANs: Melhorando a classificação automática do som do ronco com dados sintetizados", IEEE J. Biomed. Health Information., vol. 24, n.º 1, pp. 300-310, Jan. 2020.

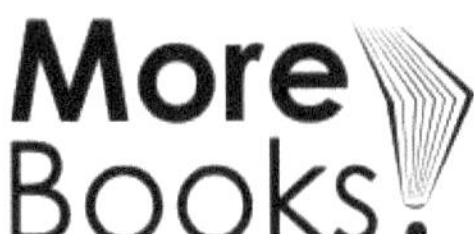

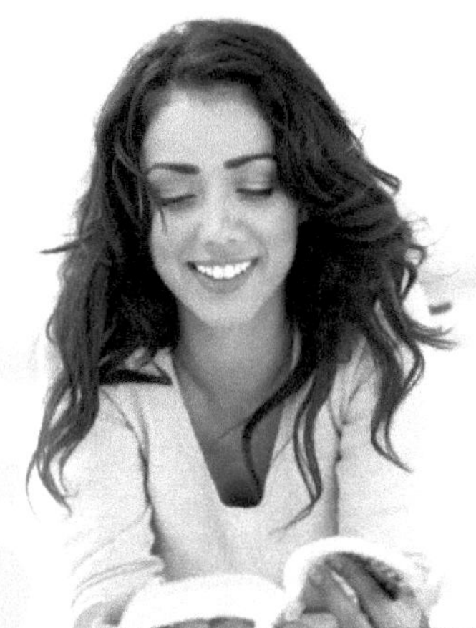

# I want morebooks!

Buy your books fast and straightforward online - at one of world's fastest growing online book stores! Environmentally sound due to Print-on-Demand technologies.

Buy your books online at
## www.morebooks.shop

Compre os seus livros mais rápido e diretamente na internet, em uma das livrarias on-line com o maior crescimento no mundo! Produção que protege o meio ambiente através das tecnologias de impressão sob demanda.

Compre os seus livros on-line em
## www.morebooks.shop

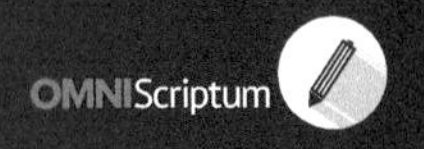

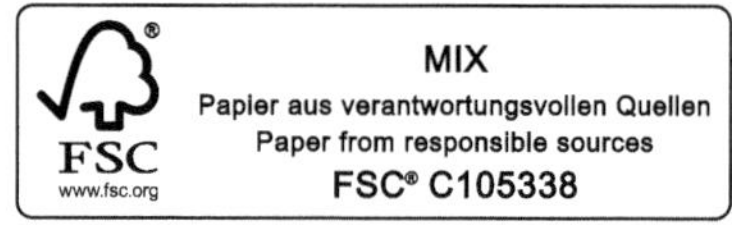

Printed by Books on Demand GmbH, Norderstedt / Germany